FUNKTIONSPRÜFUNG INNERER ORGANE

BEARBEITET VON

H. BERNHARDT-BERLIN · K. GLAESSNER-WIEN
L. R. GROTE-WEISSER HIRSCH · G. LEPEHNE-
KÖNIGSBERG I. PR. · E. MAGNUS-ALSLEBEN-
WÜRZBURG · O. PLATZ-TORGAU · V. VAN DER REIS-
GREIFSWALD · M. ROSENBERG-BERLIN
A. WEBER-NAUHEIM

ZWEITE AUFLAGE

MIT 13 ABBILDUNGEN
UND 4 KURVEN

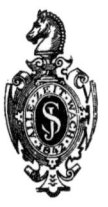

BERLIN
VERLAG VON JULIUS SPRINGER
1927

ISBN-13:978-3-642-89154-0   e-ISBN-13:978-3-642-91010-4
DOI: 10.1007/978-3-642-91010-4

ALLE RECHTE, INSBESONDERE DAS DER ÜBERSETZUNG
IN FREMDE SPRACHEN, VORBEHALTEN.
COPYRIGHT 1927 BY JULIUS SPRINGER IN BERLIN.
SOFTCOVER REPRINT OF THE HARDCOVER 2ND EDITION 1927

Inhaltsverzeichnis.

                                                  Seite

Herz. Von Prof. Dr. E. MAGNUS-ALSLEBEN-Würzburg . . . 1

Elektrographische Untersuchung des Herzens. Von Prof. Dr. A. WEBER-Nauheim. Mit 11 Abbildungen 14

Magen. Von Prof. Dr. L. R. GROTE-Weißer Hirsch 27

Darm. Von Priv.-Doz. Dr. V. VAN DER REIS-Greifswald . . 48

Leber. Von Prof. Dr. G. LEPEHNE-Königsberg i. Pr. 63

Nieren. Von Priv.-Doz. Dr. M. ROSENBERG-Berlin 87

Pankreas. Von Prof. Dr. K. GLAESSNER-Wien 99

Die funktionelle Diagnostik der endokrinen Erkrankungen. Von Dr. HERMANN BERNHARDT-Berlin. Mit 2 Abbildungen 107

Die pharmakologische Prüfung des vegetativen Nervensystems. Von Dr. O. PLATZ-Torgau. Mit 4 Kurven 128

Literatur 144

Vorwort zur ersten Auflage.

Die nachfolgenden Aufsätze verdanken ihre Entstehung einer Aufforderung der Schriftleitung der Klinischen Wochenschrift, in der sie in den beiden letzten Jahren in größeren zeitlichen Abständen bereits erschienen sind. Die hohe Bedeutung, die den Funktionsprüfungen in der klinischen Medizin zukommt, dürfte es rechtfertigen, diese Abhandlungen, durch einige Zusätze der Autoren ergänzt, gesammelt herauszugeben, um so die Kenntnis der Methoden und ihrer Grundlagen einem noch weiteren Kreise zugängig zu machen und ihre Anwendung am Krankenbett zu erleichtern.

Vorwort zur zweiten Auflage.

Die neue Auflage, deren Notwendigkeit das Bedürfnis nach einer übersichtlichen Orientierung über die gebräuchlichen Funktionsprüfungen beweist, wurde durch die dankenswerte Bereitwilligkeit der Autoren ermöglicht, ihre Beiträge entsprechend den neu gewonnenen Erfahrungen zu vervollständigen. Ein der Prüfung endokriner Funktionen gewidmetes Kapitel wurde in die Sammlung neu aufgenommen.

Berlin, im Februar 1927.

Schriftleitung der Klinischen Wochenschrift.

Herz.

Von

E. MAGNUS - ALSLEBEN - Würzburg.

Die meisten Funktionsprüfungen des Herzens beruhen letzten Endes darauf, festzustellen, wie sich Herz, Gefäße oder Atmung *nach körperlichen Anstrengungen* unter gewissen Gesichtspunkten verhalten. Man beobachtet die Änderungen der Herzfrequenz, des Rhythmus oder des Blutdrucks, der Herzgröße oder seiner Form, allerlei Erscheinungen an den Gefäßen, das Auftreten von Cyanose, Änderungen der Atmung u. dgl. m. Eine solche funktionelle Diagnostik, wie sie zuerst O. ROSENBACH betrieben hat, erstrebt also etwas anderes als die anatomische Diagnostik, welche in erster Linie das morphologische Verhalten der Organe festzustellen sucht. Betrachten wir einmal, ob die Unterlagen, die den üblichen Herzfunktionsprüfungen zugrunde liegen, unseren Ansprüchen genügen können.

Wir pflegen die eben angedeuteten Veränderungen nach körperlichen Anstrengungen nur auf die Funktionen des Zirkulationssystems zu beziehen und z. B. bei einer abnorm starken Pulserhöhung zu schließen, daß das Herz die arbeitenden Muskeln nicht genügend mit arteriellem Blut versorgt hat. Dabei machen wir die stillschweigende Voraussetzung, daß die genügende Bereitstellung des zur Muskelarbeit notwendigen Nährmateriales ausschließlich durch eine dauernd prompte Belieferung vom Herzen aus gewährleistet wird. Diese Voraussetzung trifft sicher nicht zu. Wir wissen, daß die Muskelzellen eine gewisse Zeit auch ohne Sauerstoff leben können. Ja, die eigentliche Kontraktion geht sogar stets anoxydativ vor sich, nämlich auf Kosten von chemischen Prozessen, welche ähnlich der Gärung, ohne Sauerstoffverbrauch Energie liefern. Die Rolle des anaeroben Energiespenders spielen hier vermutlich Umsetzungen, welche zwischen dem Glykogen resp. dem Traubenzucker und der Milchsäure sowie den ihr nahestehenden Körpern ablaufen (teils reversibel, teils zu weiterem Abbau führend). Nur für die Erholung des Muskels, für die Restitutionsperiode, ist Sauerstoff notwendig. Aber Versuche, in denen Muskeln in sauerstofffreier Atmosphäre gut arbeiteten, ließen erkennen, daß dauernde regelmäßige Sauerstoffzufuhr überhaupt kein unbedingtes Erfordernis ist, wie man sich das früher vorgestellt hatte. Bis zu einem gewissen Grade kann die Erholung, d. h. die Sauerstoffzufuhr, für später aufgespart werden. Also der Zusammenhang zwischen Muskelarbeit und Sauerstoffzufuhr ist kein so streng zwangsmäßiger, als man gewöhnlich annimmt. Ob Störungen im Abtransporte der Kohlensäure oder anderer Endprodukte für die hier interessierenden Erscheinungen eine Bedeutung haben, ist noch nicht sicher. Denken wir uns einmal, die oben angedeuteten Umsetzungen zwischen Zucker und Milchsäure im Muskel resp. deren Nutzbarmachung für die Zwecke der Kontraktion wären irgendwie gestört, so würden bei starken Muskelleistungen Symptome auftreten, wie wir sie gemeiniglich als Zeichen akuter Funktionsschwäche des Herzens ansprechen (Pulssteigerungen, Atemnot). Derartige Störungen des Chemismus der Zelle kennen wir freilich noch nicht. Vielleicht handelt es sich um ganz elementare Zellfunktionen, die jede Zelle, solange sie lebt, auch auszuführen vermag; aber wir müssen immerhin bei allen fermentativen Prozessen mit Hemmungen durch irgendwelche Antifermente oder dergleichen rechnen. Ähnliches wird ja bei den Avitaminosen jetzt von manchen angenommen. Wenn dieser Frage noch keine praktische Bedeutung zukommt und eine eingehende Besprechung im Rahmen dieses Artikels sich deshalb erübrigt, so schien ein Hinweis auf diesen sonst kaum beachteten Punkt doch angezeigt.

Wesentlich wichtiger dürfte ein anderes Bedenken sein. Wir sprechen von einer *ausreichenden Herzfunktion*, wenn bei einer Belastung des Herzens durch Kniebeugen oder dergleichen die in Frage stehenden Änderungen, also z. B. Frequenzsteigerungen, nur in mäßigem Grade und nur für kurze Zeit auftreten. Streng genommen ist damit doch eigentlich nur bewiesen, daß ausreichende *Reservekräfte* resp. *Kompensationsmöglichkeiten* vorhanden sind und daß dieselben *rasch mobilisiert* werden können. Insofern ist ein befriedigender Ausfall einer Funktionsprüfung immerhin ein günstiges Zeichen. Ein unbefriedigender Ausfall ist wegen zahlreicher Fehlerquellen (nervöse Momente) schon weniger beweiskräftig. Aber selbst wenn wir solche Fehlerquellen ausschalten könnten, wenn wir die im Momente verfügbaren Kräfte wirklich auf das exakteste messen könnten — hätten wir damit eine Antwort auf das, was wir bei einer Funktionsprüfung in praxi anstreben? Ich glaube nicht. Was der Kranke vom Arzt erfahren will, was der Arzt feststellen möchte, ist ja etwas ganz anderes, nämlich, *ob* die betreffende *Belastung dem Herzen* etwas *schadet oder nicht*. Das Auftreten von Beschwerden ist kein zuverlässiger Hinweis auf eine drohende Schädigung, während müheloses Ertragen einer täglichen schweren Arbeit nicht das Ausbleiben von Herzschädigungen gewährleistet, ebensowenig wie die Potatoren, die keinen Rausch und keinen Kater kennen, vor einer Alkoholschädigung gefeit sind. ,,Das Herz warnt nicht, d. h. der Moment, in dem die Anstrengung schädlich wird, kündigt sich in der Regel nicht vorher an" (AUGUST HOFFMANN). Es ist ja bekannt, daß z. B. die meisten Ringkämpfer, gerade wenn sie auf der Höhe ihrer Erfolge stehen, ihre Leistungsfähigkeit ziemlich plötzlich einbüßen.

Es kommt dazu, daß die meisten Symptome, die wir als Zeichen einer ungenügenden Herzfunktion ansprechen, auch bei leistungsfähigem Herzen, durch allerlei nervöse Momente (Erregungen usw.) auftreten können. Daß sogar die bloße Vorstellung einer körperlichen Arbeit zu den gleichen Veränderungen der Pulsfrequenz, des Blutdrucks usw. führen kann, wie die geleistete Arbeit, hat E. WEBER experimentell gezeigt.

Im Sinne dieser Überlegungen erachte ich es nicht als die Aufgabe dieses Vortrages, über die zahllosen Methoden, welche als ,,Funktionsprüfungen" angegeben sind, mit gleichmäßiger Ausführlichkeit zu berichten. Viele berücksichtigen nicht genügend das unsichere Fundament, auf dem alle Funktionsprüfungen basieren. Die Einführung mathematischer Formeln verhilft uns nicht zu einem zuverlässigeren Urteile, wenn wir uns sagen müssen, daß das, was wir z. B. an einem Gliede als ,,Herzarbeit" herausrechnen, eben nur in diesem Momente und nach Maßgabe dieses Gliedes gilt. Wie so häufig, sind es nicht apparative oder rechnerische Finessen, die uns weiterhelfen, sondern nur die kritische Verwertung der Resultate, und deshalb ist die einfachste Methode die brauchbarste.

Die älteste und gebräuchlichste Methode ist die *Zählung* der *Puls-* und *Atmungsfrequenz* sowie ihr Rückgang zur Norm nach einer *dosierten Muskelarbeit*. Zahlreiche Regeln sollen befolgt werden, um dieselbe möglichst exakt zu machen; ich übergehe dieselben sämtlich. Das Wesentliche dürfte folgendes sein: Der Patient soll eine Leistung ausführen, welche für ihn eine gewisse Anstrengung bedeutet. Er soll also so viele und so tiefe Kniebeugen ausführen oder 2—3 Treppen so rasch hinaufgehen, daß eine deutliche Pulsfrequenzsteigerung und eine merklich raschere und vertiefte Atmung auftritt. Wenn ein gesunder junger Mann, der in Ruhe einen Puls von etwa 70—80 und eine Atmung von etwa 18—20 hat, eine Reihe tiefer Kniebeugen, etwa 40, ausführt, dann hat er einen Puls von etwa 115 und eine Atmung von ca. 30. Wenn er 3 Treppen etwas rasch hinaufgeht, so wird sein Puls auf etwa 100 und seine Atemfrequenz auf etwa 28 steigen. Er wird nicht cyanotisch sein, wird keine Nasenflügelatmung zeigen und wird auf Befehl mühelos und ohne Schmerzen „tief durchatmen" können. Bleibt er dann in Ruhe, dann werden Puls und Atmung nach längstens 1 Minute wieder zur Anfangszahl zurückkehren. Der Grad der Steigerung ist weniger wichtig als der prompte Ausgleich binnen kürzester Frist. Es versteht sich von selbst, daß das Maß der verlangten Leistung dem Alter, der Konstitution, dem vorhandenen resp. mangelnden Training angepaßt sein muß. Zur Beurteilung, wie rasch der Patient sich wieder erholt haben soll, kann man sich auch des Vorschlags von STAEHELIN·bedienen, nämlich die betreffende Leistung selber mit ausführen, um darin einen Vergleich zu haben. So wertvoll es ist, über einen Untersuchungsbefund Zahlen an der Hand zu haben, so sagt uns bei einem Kranken, der weder übertreibt noch verheimlicht, eine gründlich erhobene Anamnese eigentlich auch schon recht viel des Wissenswerten. Man fragt (je nach dem Berufe oder den Gepflogenheiten) nach Beschwerden beim Treppensteigen, beim raschen Gehen, evtl. mit Gepäck, bei sportlichen Leistungen, beim Bergsteigen, beim Tanzen u. dgl.

Von den zahllosen Methoden, welche zur Herzfunktionsprüfung empfohlen werden, sei noch folgendes erwähnt. Eine Reihe von Autoren wollten die *Blutdruckmessung* in den Dienst der Funktionsprüfung stellen. Nach WALDVOGEL kann man auf Herzinsuffizienz schließen, wenn der maximale systolische Blutdruck beim Aufstehen gegenüber dem Sitzen um mehr als 20 mm Hg sinkt. MORTENSEN hebt den auf einem Tisch liegenden Patienten durch entsprechendes Drehen des Tisches von der liegenden zur aufrechten Stellung; hierbei soll der Druck um nicht mehr als 6—8% sinken. GOLDSCHEIDERS Schüler MOSLER prüfte den Blutdruck, nachdem der Patient etwa 25 Sekunden lang den Atem in tiefster Inspiration anhalten mußte. Beim Gesunden bleibt er unverändert oder steigt nur unwesentlich um einige Millimeter Hg; bei hypertrophischem, aber gut kompensiertem Herzen steigt er für einige Zeit beträchtlicher, bis etwa 20 mm Hg. Ein Sinken des Blutdruckes bis 18 mm Hg soll nur bei erlahmender Herzkraft vorkommen. Während des Atemanhaltens steigt anfangs die Pulsfrequenz durch Reizung des Accelerans, später sinkt sie durch Vagusreiz. Hieraus hat man versucht, Schlüsse auf den Tonus der herzregulierenden vegetativen Nerven abzuleiten. ALBRECHT prüfte den Blutdruck während einer tiefen Inspiration; beim Gesunden soll er steigen, bei Herzinsuffizienz dagegen sinken. SCHRUMPF bestimmte den maximalen und minimalen Blutdruck neben der Frequenz im Liegen, im Stehen und nach Kniebeugen. Die gefundenen Werte werden in Kurven eingetragen. Manche schließen auf Nachlassen der Herzkraft, wenn die Pulsamplitude, die Differenz zwischen systolischem Maximal- und diastolischem Minimaldruck abnorm klein ist. Da das, was wir als „Blutdruck" bestimmen, eine Resultante verschiedenster Kräfte darstellt, unter denen das Spiel der Vasomotoren eine sehr gewichtige Rolle spielt, dürfen wir aus allen diesen Methoden wohl keine bindenden Schlüsse für die Herzfunktionsprüfung erwarten; viel eher können sie über die Anpassungsfähigkeit der Vasomotoren an Leistungen und an geänderte Verhältnisse etwas aussagen. Besonders trifft dies für einen von VAN DEN VELDEN angegebenen Weg zu. Derselbe bestimmte den systolischen und diastolischen Blutdruck im Liegen, im Sitzen sowie im Stehen und trug die gefundenen Werte in ein Diagramm ein. In verwandter Weise hat GALLAVARDIN aus den Druckamplituden und den absoluten Blutdruckwerten seine „Zirkulationstypen" zur Beurteilung des Kreislaufs aufgestellt. Früher viel diskutiert, aber jetzt weniger angewandt, ist die Methode von KATZENSTEIN; bei derselben wird das Herz nicht durch Muskelarbeit belastet, sondern durch eine mehrere Minuten lange manuelle Kompression der Aa. iliacae; dabei werden Blutdruck und Frequenz festgestellt. Beim Gesunden steigt der Blutdruck bei gleichbleibender Frequenz um 10—20 mm Hg[1]).

Die *Venendruckmessung* wurde von MORITZ und seinen Schülern (SCHOTT), die neuerdings wieder aufgenommene Methode der

---

[1]) Anmerkung während der Korrektur: SCHWARZMANN (Münch. med. Wochenschr. 1927. Nr. 1, S. 18) schlägt folgendes vor: Der Kranke dehnt mit beiden Händen einen Gummischlauch und dabei prüft man die Veränderungen der Herztöne resp. Geräusche. Hieraus sollen sich Schlüsse auf den Herzmuskeltonus ziehen lassen.

Capillarmikroskopie von O. MÜLLER und WEISS in den Dienst der Herzprüfung gestellt. Bei ersterer Methode wurde der Venendruck beim Heben und Hochhalten des Beines bestimmt. Bei Herzgesunden steigt er gar nicht oder höchstens um etwa 0,5 cm Wasser; bei Herzkranken fand man entsprechend dem Grade der Insuffizienz stärkere Erhöhungen. Die Resultate wurden bestätigt; aber da der Venendruck durch Einstechen einer Kanüle in die Cubitalvene bestimmt werden muß, bleibt dieser Methode eine allgemeinere Anwendung wohl versagt. — Die Mikroskopie der Hautcapillaren wurde mit der Blutdruckmessung kombiniert. Die RIVA-ROCCI-Manschette wird bis über den maximalen Druck aufgeblasen; hiermit ist die Strömung in den Capillaren natürlich unterdrückt. Dann lockert man die Manschette und beobachtet, wann die Blutströmung in den Capillaren wieder sichtbar wird. Normalerweise tritt sie schon einige Millimeter unterhalb des Maximaldruckes wieder auf.

Vorläufig noch unbefriedigend, aber sicher aussichtsreich erscheinen die Bestrebungen, mit Hilfe der *Röntgenstrahlen* Aufschlüsse zu gewinnen. Intensität und Ablauf von Systole und Diastole kann für diese Zwecke graphisch noch nicht genau erfaßt werden; aber daß zwischen einem „guten" und einem „weniger guten" Herzen hierin Differenzen bestehen, ist recht wahrscheinlich. Den gewöhnlichen orthodiagraphischen Größenmessungen, welche bei gesunden Herzen nach starken sportlichen Leistungen meist eine Verkleinerung der Herzsilhouette ergeben haben (MORITZ und DIETLEN), und den daraus gezogenen Schlüssen kann man entgegenhalten, daß für die Herzgröße die Füllung mit Blut eine gewichtigere Rolle spielt, als man früher gemeint hatte. ZEHBE und F. A. HOFFMANN haben Beobachtungen darüber angestellt (die ROMBERG freilich nicht bestätigen konnte), wie sich „schlaffe" Herzen in bezug auf ihre Form, ihre Lage, den Winkel zum Zwerchfell usw. verhalten. Auch die Formveränderungen beim Valsalvaschen und beim Müllerschen Versuche (Verkleinerung im ersteren, Vergrößerung im letzteren Falle) sind herangezogen worden. Rhythmusänderungen während des Valsalva sind kürzlich von MOSLER und BURG bei Gesunden und Herzkranken studiert worden. Voll leistungsfähige Herzen sollen einen positiven Valsalva überhaupt nicht oder kaum ergeben; jedoch ist dem widersprochen worden. Bei den besten Sportsleuten sollen röntgenologisch schlaffe Herzen vorkommen. Eine eingehende und wertvolle Auseinandersetzung über die Verwertung der röntgenologischen Herzformen für alle einschlägigen Fragen findet sich bei DIETLEN und FRANZ M. GRÖDEL (ärztlicher Fortbildungskurs in Bad Nauheim, Pfingsten 1925). Wenn die bisherigen Bemühungen auch noch keine überzeugenden Resultate ergeben haben, so scheinen weitere Bestrebungen in dieser Richtung dringend erwünscht.

Nur kurz gestreift, weil nicht bestätigt und auch weniger aussichtsreich, sei der Vorschlag von REHFISCH, aus dem Vergleich zwischen der *Stärke* des zweiten *Aorten-* und *Pulmonaltons* Schlüsse zu ziehen. Beim Gesunden ist der zweite Aortenton meist etwas lauter als der zweite Pulmonalton. Bei körperlicher Arbeit soll das Verhältnis zwischen den beiden zweiten Basistönen das gleiche bleiben, wenn beide Kammern voll leistungsfähig sind. Etwaige Unterschiede zwischen den beiden Basistönen werden dann auf Versagen der einen oder der anderen oder beider Kammern bezogen. Die Unsicherheiten und Ungenauigkeiten, die dieser Methode anhaften, liegen auf der Hand. Ähnlich ist es mit der Angabe, daß beim Atmen mit der Kuhnschen Lungensaugmaske die Basistöne gleichmäßig an Stärke zunehmen sollen. Die Betrachtung der bei In- und Exspiration *sichtbar* werdenden oder sich ändernden *Pulsationen des Herzens* hat ALBRECHT zu einer Methode der Herzfunktionsprüfung auszubauen sich bemüht. Die Voraussetzung, daß das Herz unter besonderen mechanischen Bedingungen arbeitet, wenn man z. B. den Atem in tiefster Inspiration möglichst lange anhalten läßt, und daß dabei gesetzmäßige Änderungen in der Frequenz, der Sichtbarkeit der Pulsationen, vielleicht auch dem Charakter der Herztöne auftreten, ist wohl zuzugeben. Aber die Bedenken, daß hier allzu viele und unübersehbare Momente mit im Spiele sind, hat offenbar die meisten Autoren abgehalten, sich dieser Methode zu bedienen. Die wenigen Nachprüfer konnten nichts Ermuterndes berichten. Ähnlich ist es mit dem Vorschlage von KRAUS, die reflektorisch auftretenden Änderungen von Blutdruck und Frequenz beim Einatmen von Ammoniak und Chloroform zu prüfen oder festzustellen, wie lange der Atem angehalten werden kann. (Gesunde sollen es etwa 30 Sekunden lang aushalten.) Bei der letzteren Prüfung spielen, ähnlich wie bei der Spirometrie,

Geschicklichkeit und Übung wohl eine allzu große Rolle. Dagegen ist eine Angabe von WENCKEBACH von verschiedenen Seiten bestätigt worden, nämlich daß beim sog. *Vagusdruckversuch* am Halse nur insuffiziente Herzen mit stärkerer Pulsverlangsamung reagieren. Nach HERING soll diese Wirkung übrigens nicht darauf beruhen, daß der Vagus direkt komprimiert wird, sondern auf einem durch Druck auf die Carotis entstehenden Reflex. Die KAUFMANNsche Probe will latente Ödeme, respektive die allerleisesten Zeichen einer Kreislaufsinsuffizienz mit Ödembereitschaft dadurch nachweisen, daß bei Hochlagerung der Beine die stündlichen Urinportionen ansteigen. v. TORDAY hat kürzlich die Brauchbarkeit dieser Methode bestätigt, und BRUCKE befürwortet die Kaufmannsche Probe in der Heilbronnerschen Modifikation. Der Kranke trinkt in den Vormittagsstunden (d. h. nach Abklingen der in den ersten Morgenstunden etwas vermehrten Diurese) stündlich 150 ccm Wasser und muß am Ende jeder Stunde urinieren. Es wird dann eine dreistündige Vorperiode mit Flachlagerung verglichen mit einer zweistündigen Periode, in welcher das Fußende des Bettes um etwa 25 cm höher gestellt wird. Man spricht von einem positiven Kaufmann, wenn in der Hochlagerungsperiode die Urinmenge deutlich ansteigt (um mindestens 30—50 ccm stündlich) und das spezifische Gewicht entsprechend heruntergeht. Im Anschluß hieran möchte ich die Angabe von JAGIĆ erwähnen, daß bei leichtester, beginnender Dekompensation nach einem ein- bis zweistündigen Spaziergange die Aldehydreaktion im frisch gelassenen Harn positiv wird.

Es liegt nahe, das *Schlagvolumen* und damit die *Herzarbeit* der Funktionsprüfung zugrunde zu legen. Aber alle die zahllosen Bemühungen, das Schlagvolumen durch mechanische Registrierungen oder dergleichen zu bestimmen, sind unbefriedigend geblieben. Nach O. MÜLLER kann man mit dem Frankschen *Spiegelsphygmographen*, der sehr exakt ohne Schleuderungen registriert, aus dem Puls an den zentralen Arterien immerhin Änderungen des Schlagvolumens bestimmen. (Der Puls der peripheren Arterien ist infolge vasomotorischer Einflüsse bereits zu sehr umgestaltet.) MORITZ, ferner STRASBURGER sowie SOETBEER und FÜRST wollten auf etwas verschiedenen, aber ähnlichen Wegen an Hand der *Blutdruckmessung* einzelne Größen herausrechnen, aus welchen sich Schlagvolumen resp. Herzarbeit erschließen lassen. Die Differenz zwischen maximalem, systolischem und minimalem, diastolischem Blutdruck ergibt die sog. ,,Amplitude" oder den ,,Pulsdruck". Dieser Pulsdruck dividiert durch den sog. ,,Mitteldruck" (das ist der diastolische Druck plus dem halben Pulsdruck) stellt den ,,Blutdruckquotienten" dar. Mit Hilfe dieser Größen werden dann Formeln für das Schlagvolumen aufgestellt. Der Haupteinwand gegen alle diese Berechnungen ist die Ungenauigkeit, an der alle Messungen des diastolischen Druckes noch leiden. Bisher wurden 80—100 mm Hg als durchschnittlicher Wert angegeben. Nach neuen Untersuchungen von SAHLI mit seinem Volumbolometer beträgt der diastolische Druck dagegen viel weniger, nämlich höchstens 50 mm Hg. Die Pulsamplitude wäre dann also erheblich größer als bisher angenommen. Auf Grund hiervon vergleicht SAHLI die Zirkulation mit einer Niederdruckwasserleitung mit starken rhythmischen Druckschwankungen.

Die *Elektrokardiographie*, die photographische Registrierung der Aktionsströme, welche mit den Herzkontraktionen einhergehen, soll hier nicht näher erörtert werden, da sie von WEBER in einem besonderen Kapitel abgehandelt wird.

Die *Plethysmographie* informiert uns über die Schwankungen des arteriellen Blutgehalts in einem Gliede, also den *Volumpuls*. In die Funktion der Arterien, z. B. ihre Ansprechbarkeit auf thermische Reize (O. MÜLLER), gewinnt man allerlei Einblicke. Auch die Frage nach der absoluten Blutmenge in einem Gliede, über welche das einfache Plethysmogramm nichts aussagt, weil es sich auf einer unbekannten Nullinie aufbaut, konnte O. MÜLLER durch vorherige Anämisierung des betreffenden Gliedes der Lösung näherführen. Aber selbst bei Kombination mit anderen Methoden, wie es z. B. MAREY versucht hat, ist damit für die Herzarbeit noch keine sichere Basis gewonnen. Genau das gleiche gilt für die *Tachographie*, welche die Geschwindigkeit, mit der Volumänderungen auftreten, also den *Strompuls*, registriert. Beim v. Kriesschen Tachographen drücken sie sich an einer zwischengeschalteten Gasflamme aus. Die Flamme wird bei Volumzunahme des Gliedes durch Verdrängung von Gas größer, bei Volumabnahme durch Ansaugen von Gas kleiner.

Von den sehr zahlreichen Versuchen, die sich ferner der Plethysmographie bedienen, seien noch die von E. WEBER genannt, welche sich auf interessanten und gründlichen physiologischen Beobachtungen aufbauen. E. WEBER registriert das Volumen eines Gliedes, während ein anderes Glied Kontraktionen ausführt. Normalerweise veranlaßt Muskelarbeit auch nur eines einzigen Gliedes Vasodilatation und damit stärkere Durchblutung von allen peripheren Muskeln, was sich an typischen plethysmographischen Kurven graphisch darstellen läßt. Freilich ist dieses Verhalten nicht ausschließlich eine Folge verstärkter Herzarbeit, sondern wird auch vasomotorisch beeinflußt, und diese Beeinflussung unterliegt neben der durch Ermüdungsstoffe auch allerlei psychischen Einwirkungen. Von einer eindeutigen Verwertung der hier gefundenen Resultate kann deshalb leider noch keine Rede sein. Die Versuche von CREMER und MATTHES, mit Hilfe des Pneumokardiogramms zuverlässige Aufschlüsse zu gewinnen, sind ebenfalls noch nicht genügend durchgearbeitet.

Die geübte ärztliche Hand vermag am Pulse bekanntlich neben der Frequenz und dem Rhythmus noch andere verschiedene Eigenschaften herauszufühlen. Die Blutdruckmessung gibt uns zahlenmäßig das, was man die „Spannung" oder die „Härte" des Pulses nennt (wobei die Sklerose der Arterienwand freilich eine noch etwas strittige Störung darstellt); die Tachographie sagt uns die Geschwindigkeit der Blutströmung, die Plethysmographie die Volumschwankungen in einem Gefäßgebiet. Neben diesen Eigenschaften bemühte sich SAHLI, rechnerisch das zu erfassen, was man die „Stärke" des Pulses nennt, die „lebendige Kraft", mit welcher an den palpierenden Finger gedrückt wird, die „Energie", welche das Blut bei seinem Strömen entfaltet, also das gleiche, was er mit seiner Methode des energetischen Pulsfühlens anstrebt. Über die Herzarbeit sagen uns die Blutdruckmessung und alle verwandten Methoden ebensowenig, wie der Kesseldruck am Manometer über die Leistungen einer Dampfmaschine (SAHLI). Mit wiederholt verbesserten Apparaten, auf welche einzugehen hier nicht der Ort ist, läßt SAHLI die Pulswelle eine meßbare Arbeit leisten, nämlich gegen eine komprimierende Manschette resp. Pelotte. Bei dem älteren *Druckbolometer* war das gesamte Luftvolumen im pneumatischen System konstant resp. nachträglich meßbar, dann wurde der Druckzuwachs bei den Pulserhebungen bestimmt. Bei dem später von SAHLI konstruierten „*Volumbolometer*" wurde bei konstantem Drucke das von der Pulswelle verdrängte Luftvolumen entsprechend an einem „Indexmanometer" abgelesen. (SAHLI benutzt dazu eine Capillare, in welcher sich eine kleine Menge gefärbter Flüssigkeit durch die Schwankungen hin und her bewegt.) Aus beiden Faktoren, Druck und Volumen in der Manschettenluft, errechnet SAHLI die Energie des Radialpulses, sogar seinen Arbeitswert in absolutem Maße. Die Berechnung nach dem neuen Modell, dem Volumbolometer, ist jedenfalls einfacher und sicherer. Mit Hilfe einer neuen Zusatzvorrichtung, dem sog. Pulssammler, kann man das Minutenpulsvolumen ablesen. Eine weitere Verfeinerung dieser Methode dadurch, daß man das Kaliber der Arterie mißt (Arteriometrie), soll für praktische Zwecke nicht erforderlich sein. CHRISTENS *Energometer* strebte mit etwas anderen, aber verwandten Prinzipien das gleiche an. Das Luftvolumen der komprimierenden Manschette wird hier durch eine graduierte Pumpe jeweils um kleine Beträge gesteigert und damit der Puls um eine dosierbare Mehrarbeit belastet. Infolge davon rücken die pulsatorischen Ausschläge des Federmanometers jedesmal um einen bestimmten Betrag nach oben. Die Grade, um welche der Stempel der graduierten Pumpe vorgeschoben werden muß, um die Manometerausschläge in toto um einen bestimmten Betrag nach oben zu treiben (unabhängig von ihrer Amplitude), werden als Punkte einer Ordinate, die jeweilig abgelesenen Manschettendrucke als Punkte einer Abszisse zum sog. „dynamischen Diagramm" vereinigt. Ein solches Diagramm soll je nach dem Funktionszustande des Herzens charakteristische Formen zeigen. HEDIGER hält die Energometrie für nicht fein genug, um kleine Differenzen des Stromvolumens aufzudecken. Gegenüber der Volumbolometrie äußert er das Bedenken, daß dieselbe mehr die Kaliberschwankungen als die durchströmenden Blutvolumina mißt; freilich gibt er zu, daß beide Größen sich stets gleichsinnig ändern, daß also die klinische Brauchbarkeit der Volumbolometrie durch diese Einwände nicht angetastet wird. HEDIGER hat dann nach einem anderen Prinzip, das hier nicht näher erörtert werden kann, einen neuen Apparat, den *Volumbolographen* konstruiert, welcher eine reine Volumregistrierung gewährleisten soll. Alle diese Apparate sind noch nicht so viel im Gebrauch, als ihnen offenbar gebührt; denn fast alle Autoren, welche sie nachgeprüft haben, mußten den hohen Wert dieser Untersuchungsmethoden rückhaltlos anerkennen, wenn es auch noch nicht ganz sicher ist, ob ihr letztes Ziel, nämlich etwas ,,Dynamisches" im Gegensatz zum ,,Statischen" zu messen, restlos erreicht ist.

Schließlich sei noch auf einige theoretisch interessante Methoden hingewiesen, nämlich die Bestimmung des *Schlagvolumens* vermittels der *Gasanalyse*. Aus dem Sauerstoffgehalt im rechten Herzen, dem im linken Herzen sowie der Sauerstoffaufnahme in der Lunge läßt sich die Blutmenge berechnen, welche die Lunge in einer bestimmten Zeit passiert hat und dann daraus das Schlagvolumen des Herzens, wie es ZUNTZ und HAGEMANN bei größeren Tieren gemacht haben. Die Ausführung dieser Methode beim Menschen bedarf natürlich allerlei Umwege und indirekter Schlüsse. Durch den Blutdruck und das Minutenvolumen wäre die Herzarbeit gegeben. Aber die exakte Bestimmung der letzteren ist ungemein schwierig. PLESCH wollte das Minutenvolumen aus dem aufgenommenen Sauerstoff berechnen. Um die durch die verschiedenen Möglichkeiten der Sauerstoffbindung gegebenen Fehler auszuschalten, bestimmte BORNSTEIN die Stickstoffabgabe aus dem Blute in eine vorher eingeatmete stickstofffreie Gasmischung; ZUNTZ und FRANZ MÜLLER wollen entsprechend die Aufnahme von eingeatmetem Stickoxydul in das Blut zur Grundlage der Berechnung machen. Abgesehen von sonstigen Bedenken und Einwendungen haben diese Methoden schon wegen der dazu notwendigen komplizierten Apparate kein größeres Anwendungsbereich gefunden. Erwähnt sei noch die Methode von KOCH zur Bestimmung der Umlaufsgeschwindigkeit des Blutes vermittels Fluorescein; vielleicht ist dieselbe zur Funktionsprüfung zu verwerten. Freilich erfordert sie neben der intravenösen Injektion in den einen Arm das Einbinden einer Kanüle in den anderen Arm mit wiederholten Blutentnahmen.

Wenn die meisten Methoden hier nur kurz gestreift worden sind, so soll dadurch ihr Wert zur Lösung bestimmter Einzelfragen aus der Kreislaufphysiologie nicht angezweifelt werden. Aber auf die den Arzt interessierende Frage von der Funktionsprüfung des Herzens gibt keine eine einfache und klare Antwort. Denn *nicht, was* das *Herz* im Momente leistet oder maximal *leisten könnte*, ist für den Arzt zu wissen *wichtig*. Das praktisch Ausschlaggebende ist, *was* er dem *Patienten ohne Gefahr der Schädigung zumuten* darf. Das ärztliche Urteil hierüber wird vorläufig noch am besten davon abhängig gemacht, wie sich der Kreislauf im ganzen gegenüber Mehrforderungen einzustellen vermag; alle die oben erwähnten Methoden können gelegentlich einmal mit Nutzen herangezogen werden. Aber den Ausschlag gibt dann doch stets die kritische Verwertung der zahlenmäßigen Resultate; deshalb ist die einfachste Methode, die möglichst auf alle Apparate verzichtet, die brauchbarste. Der Arzt wird einstweilen noch am besten tun, wenn er sein Urteil über die Herzfunktion darauf stützt, daß er den Patienten eine Reihe von Kniebeugen, das Steigen einer Treppe oder etwas Ähnliches ausführen läßt und darauf achtet, wie sich die Gesichtsfarbe, Zahl und Typus der Atemzüge, Frequenz des Pulses usw. vor und nach der Körperarbeit verhalten.

Elektrographische Untersuchung des Herzens.

Von

A. WEBER - Nauheim.

Mit 11 Abbildungen.

Die Elektrokardiographie dient dem Zwecke, die im Herzen während seiner Aktion entstehenden elektrischen Spannungsunterschiede aufzuschreiben. Da es sich meist nur um Bruchteile von einem Millivolt handelt, so müssen Apparate von großer Empfindlichkeit angewendet werden; da außerdem Richtung und Intensität der im Herzen erzeugten Spannungen sehr rasch wechseln, so müssen die Apparate eine sehr rasche Einstellungsgeschwindigkeit haben. Bei Nichterfüllung dieser Bedingung wird der Stromverlauf entstellt wiedergegeben. Wenn man eicht, während der Patient an den Apparat angeschlossen ist, d. h. wenn man eine genau bekannte Spannung, etwa von 1 Millivolt, so an den Apparat anlegt, daß der Patient, ableitende Elektroden und der Apparat vom Eichungsstrom durchflossen werden, so soll der resultierende Galvanometerausschlag eine Zeit von allerhöchstens 0,02 Sekunden beanspruchen. Reagiert das Instrument langsamer, so zeichnet es keine richtigen Kurven.

Das ursprünglich in der Physiologie verwandte Capillarelektrometer kann raschen Spannungsänderungen wegen seiner langsamen Einstellungszeit nicht folgen. Heutzutage benutzt man entweder das Einthovensche Saitengalvanometer oder das rasch reagierende Spiegelgalvanometer von Siemens & Halske. Hier kann nur das Prinzip der beiden Apparate angedeutet werden.

Im Saitengalvanometer ist ein Metallfaden von 2—3 μ Dicke zwischen den Polen eines sehr starken Elektromagneten vertikal ausgespannt. Wird der Faden (die Saite) vom Strom durchflossen, so bewegt er sich in dem magnetischen Kraftfeld nach der Ampereschen Regel; da er aber an seinen beiden Enden fixiert ist, so biegt sich nur seine Mitte aus. Die an sich minimalen Fadenexkursionen werden mikroskopisch um das 600—1000 fache vergrößert auf die Platte bzw. den Film im photographischen Kymographion projiziert.

Bei dem Spiegelgalvanometer von Siemens & Halske ist zwischen den Polen eines starken Elektromagneten eine Schlinge von 2—3 μ dickem Platin- oder Aluminiumdraht angebracht. Wird die Schlinge vom Strom durchflossen, so führt sie eine Drehbewegung aus; ein aufgeklebtes Spiegelchen vermittelt die stark vergrößerte photographische Aufzeichnung der Drehbewegung.

Das Spiegelgalvanometer reagiert zwar nicht so rasch wie die großen Elektromagnetsaitengalvanometer, falls diese mit dünnsten Saiten ausgerüstet sind, aber seine Reaktionsgeschwindigkeit ist doch vollkommen ausreichend für alle bisher praktisch in Frage kommenden Zwecke, dabei ist das Spiegelgavanometer, was Betriebssicherheit anbelangt, dem Saitengalvanometer entschieden überlegen.

Aussehen und Nomenklatur des Elektrokardiogramms.

Abb. 1 stellt das Elektrokardiogramm einer herzgesunden jungen Person dar. Zur zeitlichen Orientierung sind auf der gleichen Kurve die Herztöne aufgeschrieben. Als Zeitmarkierung dient eine elektrisch betriebene Stimmgabel, das Intervall zwischen zwei Zacken beträgt $1/80$ Sekunde. Der erste Herzton (I) bezeichnet den Beginn der Kammersystole, der zweite Herzton (II) das Ende derselben. Wir sehen nun im Elektrokardiogramm (abgekürzt Ekg) eine beträchtliche Zeitspanne vor dem ersten Herzton eine flache Erhebung, die mit dem Buchstaben P bezeichnet wird. Sie geht, wie sich im Tierexperiment zeigen ließ, der Vorhofssystole unmittelbar voraus; sie zeigt ohne Zweifel die Erregung der Vorhöfe an. Die dann folgende, nahezu horizontale Strecke entspricht der Zeit, während welcher der Reiz zum Ventrikel übergeleitet wird. Da wir jedoch noch gar nicht wissen, wie der Reiz vom Sinus- zum Atrioventrikularknoten gelangt, so sollte man einheitlich als Überleitungszeit das Intervall vom Beginne P bis zum Beginne Q bezeichnen.

Das Ende der Überleitungszeit wird durch die Zacke Q, d. i. eine in der Regel nur unbedeutende, zuweilen auch fehlende scharfe Senkung der Kurve unter die Nullinie, angezeigt. Zeitlich geht sie dem ersten Herzton voraus. Ihr aufsteigender Ast geht ohne weiteres in die nun folgende brüske positive Erhebung, die R-Zacke, über. Während der R-Zacke, die normalerweise die beträchtlichste Erhebung des ganzen Ekg ist, beginnt der erste

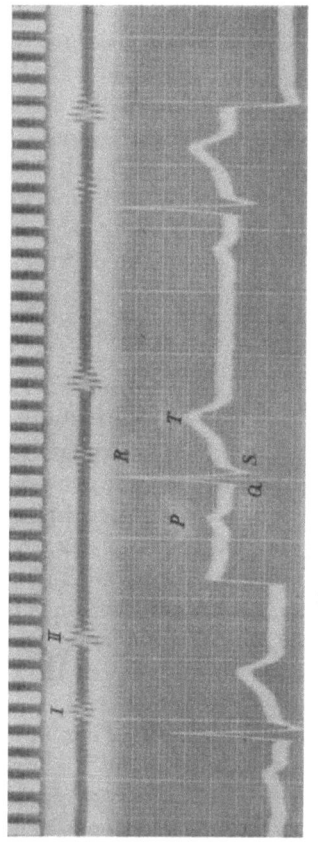

Abb. 1. Herztöne und Ekg vom Normalen.

Herzton. Die R-Zacke fällt in einem Zug steil ab und geht in die nächste negative Zacke, die den Namen S trägt, über. Q-R-S müssen als Einheit angesehen werden; man bezeichnet sie gern mit dem Sammelnamen Initialgruppe des Ventrikel-Ekg. Nach dem Ablauf von S verläuft die Kurve eine Strecke lang nahezu horizontal in der Nullinie oder sie steigt sofort ganz allmählich zu der letzten größeren Erhebung, der T-Zacke, an, deren Abfall steiler als der Anstieg zu sein pflegt. Das Ende der T-Zacke fällt mit dem zweiten Herzton zusammen. Nach dem Abfall von T verläuft die Kurve meist horizontal in der Nullinie bis zur nächsten P-Zacke; bei nicht wenigen Menschen findet sich jedoch kurze Zeit nach dem Ende von T eine ganz flache Erhebung, die Zacke U.

Von NIKOLAI ist der Versuch gemacht worden, die ursprüngliche Nomenklatur durch eine andere zu ersetzen. Dieser Versuch ist jedoch fehlgeschlagen. NIKOLAI bezeichnet die Vorhofszacke mit A, die Q-R-S-Gruppe mit J, J_a, und J_p, die T-Zacke mit F.

Höhe der Elektrokardiogrammzacken und Herzkraft.

Man hatte ursprünglich angenommen, daß bei kräftiger Herzaktion die Ekg-Zacken hoch seien und umgekehrt. Bald zeigte es sich jedoch, daß ein derartiger einfacher Zusammenhang nicht besteht. Man konnte im Experiment am sterbenden Tier, wenn die Herzbewegungen kaum noch sichtbar sind, große deutliche Ekg erhalten; ebenso konnte man am überlebenden Herzen, das durch Muscarin oder calciumfreie Ringerlösung so weit zum Stillstand gebracht war, daß äußerlich auch nicht die geringsten Muskelbewegungen mehr zu sehen waren, noch fast normal große Ekg erhalten. Auch die Tatsache, daß bei Herzalternans, wo eine stärkere mit einer schwächeren Herzaktion regelmäßig abwechselt, das Ekg entweder gar kein Alternieren zeigt, manchmal auch umgekehrt alterniert, so daß dem starken Herzschlag ein kleines Ekg entspricht und umgekehrt, auch diese Beobachtung erlaubt es nicht, einen einfachen Zusammenhang zwischen Herzkraft Ekg-Größe anzunehmen.

Von EINTHOVEN wird jedoch auch jetzt noch ein solcher Zusammenhang angenommen, ebenso auf Grund von Tierexperimenten von F. B. HOFMANN. Vorläufig kann der Praktiker das von physiologischer Seite beigebrachte Tatsachenmaterial nicht als hinreichend ansehen und wird bis auf weiteres einen Parallelismus zwischen Herzkraft und Höhe der Ekg-Zacken ablehnen.

Die folgenden elektrokardiographischen Symptome sprechen für Myokarditis: 1. häufige ventrikuläre Extrasystolen, die von verschiedenen Ursprungsstätten ausgehen, 2. verzögerte Reizleitung vom Vorhof zum Ventrikel bei beschleunigter Kammertätigkeit (gar nicht selten), 3. die Symptome des Arborisationsblockes (s. S. 25) (ein eindeutiger Beweis für schwere diffuse Myokardveränderungen), 4. die negative Nachschwankung. Nach übermäßiger Körperanstrengung wird die T-Zacke flacher oder negativ, um nach genügender Körperruhe wieder normales Aussehen zu bekommen (ED. MÜLLER). Im Stadium der akuten Insulinvergiftung wird T negativ und richtet sich nach Abklingen der Vergiftung wieder auf (A. WITTGENSTEIN). Im Anschluß an Infektionskrankheiten (Diphtherie, Typhus) findet man unter Umständen wochenlang bestehende, vorübergehende Negativität der T-Zacke, wohl als Ausdruck der toxischen Schädigung des Myokards. Bei Coronarsklerose in den Endstationen von Aortenfehlern und Hypertension findet man oft irreparable Negativität von T, sie muß als ernste Myokardschädigung aufgefaßt werden (KLEWITZ).

Einseitige Hypertrophien und Dilatationen.

EINTHOVEN hat als erster darauf aufmerksam gemacht, daß man mit Hilfe der Elektrokardiographie einseitige Hypertrophien oder Dilatationen sehr frühzeitig feststellen könnte. Das normale Ekg kann aufgefaßt werden als die algebraische Summe eines Rechts- und eines Links-Ekg; ist durch einseitige oder vorwiegende Hypertrophie und Dilatation einer Kammer das Gleichgewicht gestört, so wird das im Ekg erkennbar. Man findet bei Überwiegen des rechten Herzens eine vergrößerte S-Zacke in Abl. I und eine Vergrößerung von R in Abl. III; dagegen bei Überwiegen der linken Kammer gerade umgekehrt in Abl. I ein vergrößertes R und in Abl. III ein großes S. Das Dreieckschema erklärt diese Gesetzmäßigkeiten.

1. Herzalternans. Für die Diagnose des Herzalternans, der klinisch daran erkannt wird, daß bei regelmäßiger Schlagfolge je ein starker mit einem schwächeren Puls abwechselt, ist das Ekg von geringer Bedeutung. Nicht selten drückt sich die alternierende Herztätigkeit im Ekg überhaupt nicht aus, zuweilen entspricht dem großen Puls eine kleinere R-Zacke und umgekehrt.

Man kann heute wohl sagen, daß zur Beurteilung und sicheren Erkennung von *Herzunregelmäßigkeiten* die Elektrokardiographie das beste und unerläßliche Verfahren ist. Im folgenden seien nur die häufiger vorkommenden und daher für die Praxis wichtigeren Arrhythmieformen aufgezählt und z. T. mit Bildern belegt.

2. Arrhythmia respiratoria. Wenn die Herzfrequenz mit der Einatmung zu- und mit der Ausatmung abnimmt, so sprechen wir von einer *Arrhythmia respiratoria*. Das Ekg zeigt, daß in solchen Fällen der Erregungsablauf über das Herz normal ist; wir finden nur mit der Respiration schwankend eine verschieden lange Dauer des Intervalls zwischen T und dem nächstfolgenden P, d. h. die Kontraktionsreize werden entsprechend den Respirationsphasen beschleunigt bzw. verlangsamt gebildet. Bei genauerer Betrachtung findet man noch einen geringen Wechsel in der Höhe von P und T, der in gleicher Weise wie die Frequenzwechsel auf Vaguseinflüsse zurückzuführen sein dürfte. Bei angestrengter Atmung zeigen fast alle Menschen die respiratorische Arrhythmie; bei Jugendlichen und Rekonvaleszenten findet man sie oft schon sehr ausgesprochen bei ruhiger Atmung. Solche Fälle werden oft und zu Unrecht als Herzkranke aufgefaßt. Die respiratorische Arrhythmie ist eine vollkommen harmlose Erscheinung, die nichts für irgendeine Herzkrankheit besagt.

3. Extrasystolie. Extrasystolen nennt man Herzkontraktionen, die vereinzelt oder gehäuft außerhalb der normalen Schlagfolge auftreten. Obwohl schon durch das Studium des Arterien- und noch mehr des Venenpulses weitgehend geklärt, hat doch die Elektrokardiographie eine so unmittelbar einleuchtende und auch viel genauere Erklärung der verschiedenen Extrasystolenformen gebracht, daß heutzutage das Ekg zur Identifizierung von Extrasystolen verlangt werden muß.

Jeder Ort des Herzens kann Ursprungsstätte für Extrasystolen werden. Meist beobachtet man bei demselben Individuum immer nur ein und dieselbe Ursprungsstätte für den Extrareiz; es kommen jedoch auch Fälle vor, wo in buntem Wechsel bald diese, bald jene Stelle den Reiz erzeugt. Im Ekg vermag man stets den Ursprungsort der Extrasystolen zu erkennen.

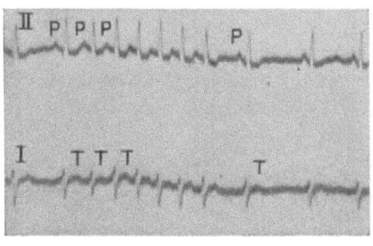

Abb. 2. Sieben aufeinanderfolgende *aurikuläre Extrasystolen*, die einen kurzen Anfall von paroxysmaler Tachykardie hervorrufen. Die Patientin, von der die Kurve stammt, leidet seit Jahren an „Herzklopfen und Anfällen von raschem Puls". Sie ist als Verkäuferin bisher immer arbeitsfähig gewesen, ermüdet aber leicht. Aufnahme mit Siemens & Halske-Elektrokardiograph. In Ableitung II ist P sehr deutlich; T dagegen nur angedeutet, in der gleichzeitig aufgenommenen Ableitung I ist T deutlich, P nicht sicher zu sehen.

a) Aurikuläre oder Vorhofsextrasystolen. Der Reizursprung ist im Vorhof gelegen. Im Ekg (s. Abb. 2) sieht man eine vorzeitige P-Zacke, der ein normaler Ventrikelkomplex folgt. Oft unterscheidet sich die Extra-P-Zacke durch Form und Größe von den normalen Vorhofzacken. Das Intervall bis zur nächsten normalen P-Zacke ist verlängert, jedoch nicht so weit, daß Extrasystole und nachfolgender Normalschlag die gleiche Zeit wie zwei Normalschläge einnehmen. Anikuläre Extrasystolen haben deshalb eine große Bedeutung, weil sie Anfangsstadium der Arrhythmia absoluta darstellen können.

b) Atrioventrikuläre Extrasystolen (Abb. 3). Viel seltener als der Vorhof ist der an der Vorhof-Kammergrenze gelegene Atrioventrikularknoten Ursprungsstätte für Extrasystolen; sie entstehen von hier aus sowohl vereinzelt als namentlich auch gehäuft in stunden- und tagelangen Reihen und können dadurch eine der verschiedenen Ursachen der paroxysmalen Tachykardie abgeben. Das Ekg (Abb. 2) klärt ohne weiteres darüber auf, ob die Reizentstehung mehr vorhofs- oder mehr kammerwärts im

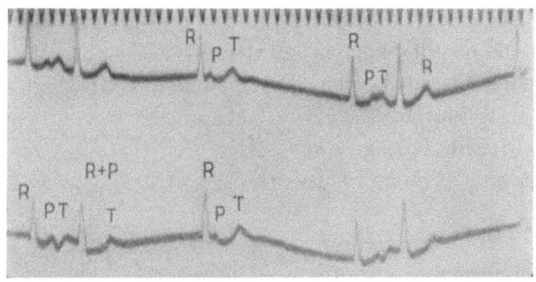

Abb. 3. *Atrioventrikuläre Extrasystolen*. Die P-Zacke folgt der R-Zacke nach, und zwar in wechselnder Entfernung, jedoch so, daß immer nach drei Schlägen wieder dasselbe zeitliche Verhältnis erscheint. Der Patient steht in mittleren Jahren, leidet wahrscheinlich an alter Lues. Die körperliche Leistungsfähigkeit ist deutlich herabgesetzt.

Atrioventrikularknoten stattfindet. Im ersteren Fall erscheint erst eine P-Zacke, dann die QRS-Gruppe, im zweiten Fall verschmilzt P mit dem Kammerkomplex oder folgt sogar nach.

c) Ventrikuläre Extrasystolen. Bei weitem am häufigsten sind die Kammern, und zwar wahrscheinlich irgendeine Stelle

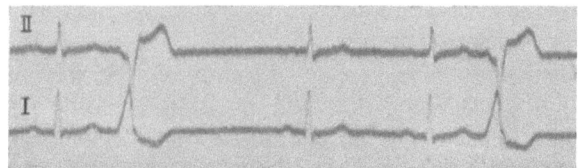

Abb. 4. *Ventrikuläre Extrasystolen*. Ableitung I: Typus A. Ableitung II: Typus B. Patient ist Neurastheniker, hat kein organisches Herzleiden.

des spezifischen Systems, Ursprungsstätte von Extrasystolen. Im Ekg sind sie fast immer leicht als solche zu erkennen durch den vollkommen difformen Ventrikelkomplex. Nur selten sieht eine ventrikuläre Extrasystole aus wie der Normalschlag des betreffenden Patienten. In solchen Fällen nimmt man den Stamm des Hisschen Bündels als Ursprungsstätte an. Auf Grund tierexperimenteller Studien hat man einen Typus der rechts- und einen der linksseitigen Extrasystolen (*Typus A* und *B* nach NIKOLAI, Abb. 4) oder solcher, die zwischen rechts und links entstanden sein sollen (*Typus C*, Abb. 5), unterschieden. Praktisch kann man mit diesen Typen gar nichts anfangen, wenigstens, wenn man nur ein Galvanometer zur Verfügung hat; denn es kommt gar nicht selten vor, daß in Abl. I etwa der Typus *A* erscheint, in der gleichzeitig aufgenommenen Abl. II der Typus *B*. In anderen Fällen trifft man in beiden Abl. denselben Typus an. Mit Hilfe von zwei Galvanometern kann man in allen Fällen den Ursprungsort von ventrikulären Extrasystolen feststellen.

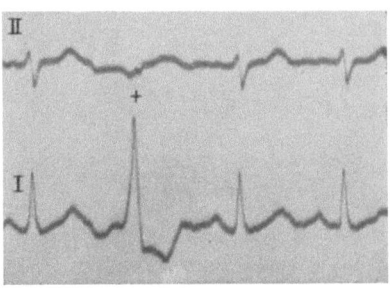

Abb. 5. *Ventrikuläre Extrasystolen.*
Ableitung I: Typus A. Ableitung II: Typus C.
Der Patient ist Neurastheniker, hat kein organisches Herzleiden.

Vorläufig hat jedoch diese Ortsbestimmung noch kein weiteres praktisches Interesse. Wichtig ist dagegen die Feststellung, ob bei dem gleichen Fall Extrasystolen immer von derselben Form auftreten; das bedeutet, daß nur eine einzige und jedesmal dieselbe Stelle Ursprungsstätte ist, oder ob die verschiedenartigsten Formen kurz nacheinander zu beobachten sind. In letzterem Falle handelt es sich fast stets um eine schwere Myokardschädigung, bei der bald hier, bald da im Myokard eine Extrasystole entsteht.

Abgesehen von der Formveränderung ist typisch für ventrikuläre Extrasystolen, daß ihnen keine P-Zacke vorausgeht, ferner, daß die der Extrasystole folgende Pause vollkompensierend ist, d. h. Normalschlag mit nachfolgender Extrasystole dauern solange als zwei Normalschläge. Falls es sich nicht um die selteneren interpolierten Extrasystolen handelt, verschmilzt eine P-Zacke mit der Extrasystole, die nächste P-Zacke erscheint dann wieder an ihrem normalen Ort, der Herzrhythmus wird also nicht gestört.

4. Arrhythmia absoluta, Vorhofsflattern und Vorhofsflimmern (Abb. 6 und 7). Aus den verschiedensten mechanischen (Überdehnung), aber jedenfalls auch aus nervösen bzw. toxischen Ursachen (Sympathicusreizung, Hyperthyreoidismus) kommt es zu einer Übererregbarkeit der Vorhöfe. Der Schrittmacher des Herzens, der Sinusknoten, wird dann durch eine andere Stelle im Vorhof, die viel rascher Reize erzeugt, abgelöst und es kommt zur Häufung von aurikulären Extrasystolen. Ist die Frequenz nicht zu hoch, so können die Kammern folgen. Wir haben das Bild der paroxysmalen Tachykardie infolge von gehäuften aurikulären Extrasystolen (s. Abb. 2). Steigt die Übererregbarkeit der Vorhöfe, so kommt ein Moment, wo die Ventrikel nicht mehr auf jeden vom Vorhof kommenden Reiz antworten; dann tritt absolute Irregularität ein.

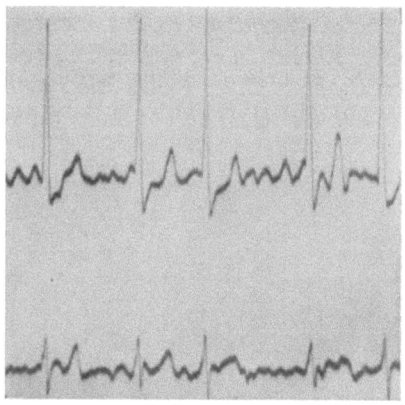

Abb. 6. *Vorhofflattern, Arrhythmia absoluta.* Altes Mitralvitium nach Polyarthritis rheumatica. Das Vorhofflattern ließ sich durch Chinidin vorübergehend beseitigen.

Man unterscheidet je nach der Vorhoffrequenz: Vorhofflattern, bis ca. 350 Schläge in der Minute, und Vorhofflimmern, bis 600 u. mehr in der Minute.

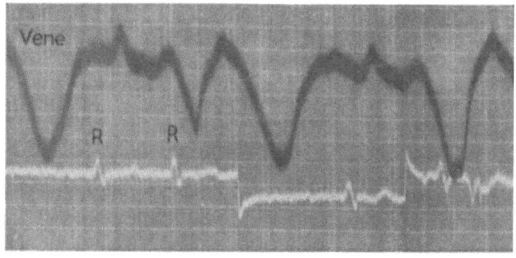

Abb. 7. *Vorhofflimmern, Arrhythmia absoluta.* Altes Mitralvitium nach Polyarthritis rheumatica. Das Flimmern war therapeutisch nicht zu beeinflussen. Aufnahme mit dem Saitengalvanometer. Photographische Registrierung des Venenpulses.

Bei Vorhofflattern (Abb. 6) sieht man im Ekg zahlreiche regelmäßige aufeinanderfolgende P-Zacken und unregelmäßig dazwischen gestreute Ventrikelkomplexe, die normales Aussehen haben, wenn sie nicht durch Zusammenschmelzen mit einer

P-Zacke entstellt sind. Beim Vorhofflimmern (Abb. 7) erkennt man keine einzelnen Vorhofzacken mehr, sondern die ganze Kurve zeigt ein ständiges feinschlägiges Zittern, wodurch auch die vollkommen unregelmäßigen Ventrikelkomplexe entstellt werden. Sehr häufig treten außerdem ventrikuläre Extrasystolen auf, manchmal in Form einer Bigeminie, so daß jeder zweite Schlag eine Extrasystole ist. Man erkennt diese sofort an dem völlig atypischen Ventrikelkomplex.

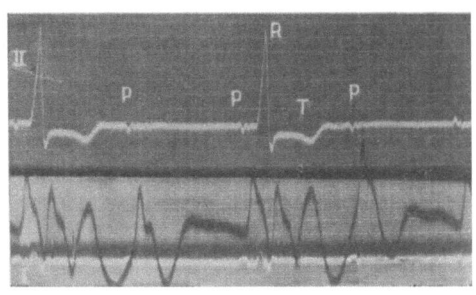

Abb. 8. *Inkompletter Herzblock.* Nur jeder zweite Vorhofsschlag wird zum Ventrikel übergeleitet. Die P-Zacke ist difform, T negativ. Gleichzeitig mit dem Ekg m zwei Ableitungen sind noch die Herztöne und der Venenpuls photographisch registriert. Die Überleitungsstörung ist nach Polyarthritis rheumatica zurückgeblieben.

5. **Überleitungsstörungen** (Abb. 8 und 9). Das Ekg ermöglicht in idealer Weise die Überleitungszeit zu bestimmen. Zwischen dem Anfang von P und dem Beginn des Ventrikelkomplexes vergeht normalerweise eine Zeit von 0,1—0,15 Sekunden. Gar nicht so selten kommt eine Verlängerung bis 0,2 Sekunden vor, ohne daß man irgend etwas Krankhaftes am Herzen nachweisen könnte. Unter dem Einfluß von Infektionen, z. B. Polyarthritis rheumatica,

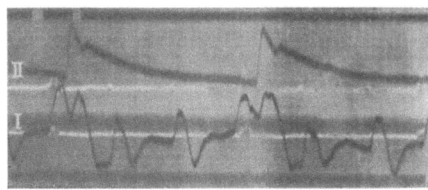

Abb. 9. *Kompletter Herzblock.* Vorkammern und Kammern schlagen unabhängig voneinander, jede in ihrem eigenen Rhythmus. Die Kammerfrequenz ist 36, die der Vorkammern 84. Ekg in Ableitung I und II, daneben photographische Registrierung von Radialis und Venenpuls und Herztönen. Die Kurve stammt von demselben Patienten wie Abb. 7.

Diphtherie usw. oder von Digitalis findet man Verlängerungen der Überleitungszeit bis zu 0,5 Sekunden. In solchen Fällen kommt es oft zu vereinzelten Ausfällen von Ventrikelsystolen; der Reiz wird dann eben nicht mehr zum Ventrikel übergeleitet; die Vorhöfe schlagen einmal isoliert, beim nächsten Vorhofschlag folgt dann der Ventrikel wieder.

Viel häufiger als vereinzelte Ventrikelsystolenausfälle sind regelmäßige, nach jedem zweiten oder dritten oder vierten Schlag ausfallende Dissoziation im 2 : 1- (Abb. 8), 3 : 1-, 4 : 1-Rhythmus. Durch weitergehende Schädigung des Reizleitungssystems kommt es zur völligen Dissoziation, zum kompletten Herzblock (Abb. 9). Vorkammern und Kammern schlagen unabhängig voneinander, jeder in seinem eigenen Rhythmus, die Vorhöfe etwa

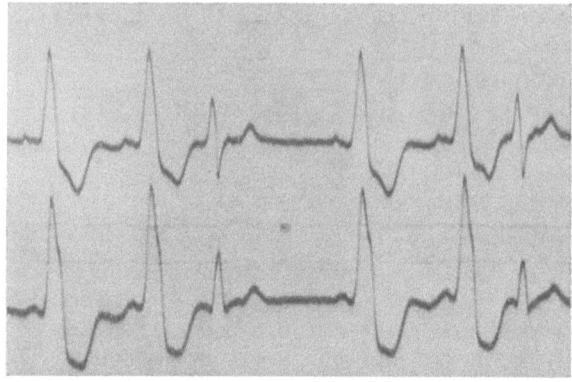

Abb. 10. Wahrscheinliche Schädigung des linken Hauptastes vom Reizleitungssystem. Nach der Vorhofzacke P folgt ein Ventrikelkomplex wie bei rechtsseitigen Extrasystolen (Dextro Kardiogramm). Die in normalem Abstand vorausgehende Zacke P beweist jedoch, daß der Reiz vom Vorhof kommt, daß also nicht eine ventrikuläre Extrasystole vorliegen kann. Man muß vielmehr annehmen, daß der linke Hauptast des spezifischen Systems nicht leitet, so daß der Reiz zunächst nur zum rechten Ventrikel gelangt und von hier aus auf Umwegen und verspätet zum linken. Zwei solcher Schläge folgen aufeinander, der dritte stellt offenbar eine ventrikuläre Extrasystole dar (keine vorausgehende P-Zacke nachfolgende Pause kompensierend). Als Ursprungsstätte kommt der Stamm des Reizleitungssystems in Frage, da die Form des Extraschlages kaum von der Norm abweicht. Auffällig bleibt nur, daß für den normalen Reiz der linke Hauptast nicht durchgängig ist, während der Extrareiz geleitet wird. Der Patient litt an Lues.

80mal, die Ventrikel 30—40mal in der Minute. Im Ekg erkennt man deutlich die regelmäßig sich folgenden P-Zacken, zwischen die die Ventrikelkomplexe eingestreut sind.

Überleitungsstörungen peripher vom Stamm des Hissche Bündels (Abb. 10 und 11).

Während der Venenpuls Überleitungsstörungen nur dann zu diagnostizieren gestattet, wenn sie im Stamm des Bündels lokalisiert sind, können wir mit Hilfe des Ekg auch Leitungsunterbrechungen in den beiden Hauptästen des spezifischen Systems erkennen und mit Hilfe von zwei Galvanometern auch genau lokalisieren. Es ist das Verdienst von EPPINGER, ROTHBERGER und WINTERBERG, durch ausgezeichnete Tierversuche (Durchschneidung des rechten bzw. linken Schenkels vom Reizleitungssystem) die typischen Ekg-Formen bei solchen Läsionen festgestellt zu haben. Die Forscher fanden, daß bei Durschchneidung des linken Hauptschenkels ein Kammer-Ekg (Abb. 10) erhalten wird, das der rechtsseitigen Extrasystole durchaus entspricht, bei Durchschneidung des rechten Schenkels (Abb. 11) linksseitiges Kammer-Ekg. Die Verwertung dieser im Tierexperiment ge-

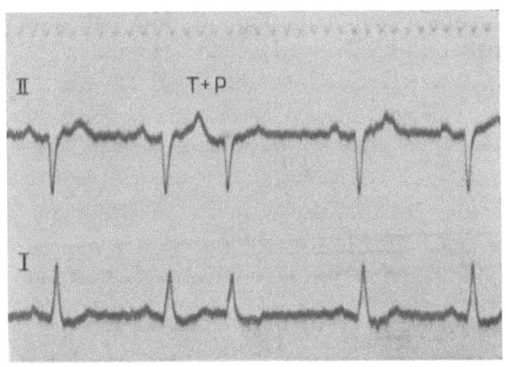

Abb. 11. Wahrscheinliche Schädigung des *rechten* Hauptastes vom Reizleitungssystem. — Der Vorhofzacke folgt in Abteilung II ein Ventrikelkomplex wie bei linksseitigen Extrasystolen (Laevokardiogramm). — Der Reiz gelangt durch den wegsam gebliebenen linken Hauptast zunächst zur linken Kammer, von da aus verspätet zur rechten. Der dritte Schlag in der Abbildung stellt eine aurikuläre Extrasystole dar. Die Extra-P-Zacke addiert sich zum vorausgehenden T, die postextrasystolische Pause ist verkürzt, so daß Normalschlag plus nachfolgende Extrasystole kürzer dauern als zwei Normalschläge.

wonnenen Kenntnisse am Krankenbett ist auf Schwierigkeiten gestoßen. Bei Anwendung des Dreieckschemas nach EINTHOVEN würden jedoch diese Schwierigkeiten wegfallen, wie das in der Arbeit: „Über die Deutung des Ekg" (Klin. Wochenschr. Jg. *3*, S. 1932. 1924) näher ausgeführt wurde.

Amerikanische und dänische Forscher haben neuerdings das Bild des *Arborisation-Blocks* beschrieben. Sie verstehen darunter multiple Schädigungen bzw. Unterbrechungen der feinsten Äste des spezifischen Systems. Im Ekg sieht man dabei mehr oder weniger difforme Ventrikelkomplexe, sekundäre Zacken auf der R-Zacke, abnorm lange Dauer des ganzen Ventrikelkomplexes usw. Zur weiteren Klärung dieser sehr wichtigen Frage, besonders bezüglich der klaren Abtrennung vom Vorhofflimmern, ist noch ein innigeres Zusammenarbeiten vom Kliniker und pathologischen Anatomen nötig.

6. Paroxysmale Tachykardie. Unter paroxysmaler Tachykardie oder Herzjagen verstehen wir Anfälle von enormer Pulsbeschleunigung (180 bis 240 und mehr in der Minute) bei regelmäßiger Aktion. Die Elektrokardiographie ist von allen Methoden am besten imstande, in jedem Falle Aufklärung über die Natur des tachykardischen Anfalles zu bringen. Wenn infolge der enormen Frequenz Vorhof- und Ventrikelzacken im Ekg verschmelzen, so kann man sich nach dem Vorgang von LEWIS in der Weise helfen, daß man in der Längsrichtung des rechten Vorhofs dessen oberen und unteren Rand entsprechend ableitet. Man erhält dann Kurven mit sehr großen P- und minimal kleinen Ventrikelzacken. Wenn man innerhalb desselben Anfalls entweder gleichzeitig mit zwei Galvanometern oder unmittelbar nacheinander Abl. II und die eben genannte Vorhofableitung aufschreibt, so kommt man auch in schwierigen Fällen zu einer Deutung.

Die Mehrzahl der paroxysmalen Tachykardien muß als eine Häufung von Extrasystolen angesehen werden, die entweder 1. im Vorhof (s. Abb. 2), oder 2. im Atrioventrikularknoten (s. Abb. 3), oder 3. im Ventrikel entstehen (s. Abb. 4 u. 5). Außerdem kommen jedoch auch Anfälle vor, die vom normalen Reizursprungsort ausgehen. Hierher rechnet WENCKEBACH besonders die Fälle, die allmählich ohne vorausgehende Unregelmäßigkeit anfangen oder endigen. Diese Fälle lassen sich auch durch Vagusdruck coupieren. Die sonst noch beschriebenen Fälle von paroxysmaler Tachykardie sind so selten, daß sie hier nicht weiter erwähnt werden sollen.

Magen.

Von

L. R. GROTE - Dresden - Weißer Hirsch.

Hier soll in ganz kurzen Zügen über Methoden berichtet werden, die geeignet sind, auf relativ einfache Weise in der Praxis ein Urteil über die Funktion des Magens zuzulassen. Von praktischer Bedeutung sind nur die Feststellung der Sekretionsgröße bzw. ihres Verlaufs und die Feststellung der Entleerungsfähigkeit des Magens. Untersuchungen zur Eruierung des tonischen Zustandes der Muskulatur wie auch solche über die Resorptionsfähigkeit der Schleimhaut haben derzeit noch keinen praktischen Wert, ihre Ergebnisse sind auch noch höchst zweifelhaft, ihre Methodik voller bekannter und unbekannter Fehlerquellen. Ergebnisse der Röntgenuntersuchung sollen unberücksichtigt bleiben.

Letzten Endes ist die Funktion des Magens fraglos insofern *einheitlich*, als die vom Beobachter aus Gründen der Übersichtlichkeit und der systematischen Untersuchungsmöglichkeit getrennten Funktionen der Sekretion, der Motilität, des Tonus und der Resorption *ein* Ziel haben, nämlich das der zweckmäßigen Vorbereitung der Ingesta für die Darmverdauung, und als dieser ganze Prozeß augenscheinlich die Wirkung „parallel geschalteter" zentraler Impulse ist. Können wir auch im pharmakodynamischen Versuch etwa eine Vagus- und eine Sympathicuswirkung unterscheiden und weiter Anhaltspunkte gewinnen für die Mitwirkung magenwandeigener nervöser, auch hormonaler, Regulatoren und lassen sich in diesem Komplex auch quantitativ unterschiedene Wirkungen eines oder des anderen Faktors wahrscheinlich machen, so werden wir ein schlüssiges Urteil über die augenblickliche physiologische Wertigkeit der Magenfunktion für den Kranken doch nur gewinnen können, wenn es gelänge, das gesamte Ergebnis der Zusammenwirkung aller Faktoren gewissermaßen auf eine „Wirkungsformel" zu bringen. Wir würden damit an Stelle einer statischen, eine dynamische Betrachtung und Beurteilung setzen. Da innerhalb des Komplexes der Faktoren Ausgleichungen möglich sind, z. B. die Achylie, die bei unveränderter Verweildauer der eiweißhaltigen Speisen im Magen vielleicht zu Fäulnisvorgängen führen könnte, teleologisch ganz begreifbar, mit einer kompensatorischen Beschleunigung der Evakuation einherzugehen pflegt, so ist Schwäche oder Überstärke *einer* Funktion noch nicht an sich „pathologisch". Erst ein derart gestörtes Zusammenspiel der Faktoren, daß eine den Haushalt des *ganzen* Organismus störende Wirkung zutage träte, bedingt die Krankheit. Die Untersuchung einer Einzelfunktion ist eigentlich nur ein Notbehelf und nicht ein Ziel klinischer Forschung. Sie täuscht uns allzuoft über die unbestreitbare Notwendigkeit einer effektiven, organismisch und nicht organizistisch gerichteten, „Wirkungsprüfung" hinweg. Aber mangels einer solchen universalen Untersuchungsmethode müssen wir uns mit der vorläufigen Untersuchung einzelner Funktionen begnügen und versuchen, durch Projektion von in zeitlichen Abständen voneinander gewonnenen Resultaten aufeinander ein Gesamtbild der Magenfunktion uns wenigstens begrifflich zu synthetisieren. Es ist hier nicht der Ort, über die *Bedeutung* der Magenfunktion an sich für den *Gesamtzustand* des Menschen zu handeln; an anderer Stelle (Münch. med. Wochenschr. 1924, Nr. 16, S. 504) habe ich den Versuch gemacht, dieser Frage auf biologisch statistischem Wege, durch das Korrelationsverfahren näherzutreten. Es ergab sich bei dieser Untersuchung daß die Wichtigkeit der Magenfunktion für den Gesamtzustand des Körpers mit zunehmendem Alter abnimmt und daß sie im umgekehrten Verhältnis zum Ernährungszustande, gemessen am Rohrerschen Index, zu stehen scheint.

Verfahren zur Prüfung der Sekretion.

a) Das Probefrühstück nach Ewald und Boas. Dem nüchternen Kranken wird ein Frühstück aus 35 g Semmel oder trockenem Weißbrot und 400 ccm schwarzen ungesüßtem Tee gereicht. Nach genau einer Stunde wird der Magen mit der Sonde ausgehebert. Frühere Aushebung gibt in den meisten Fällen zu geringe Werte. Nur wenn es sich gezeigt hat, daß nach einer Stunde der Magen schon leer ist, soll bei einer wiederholten Prüfung die Aushebung nach kürzerer Zeit erfolgen. Bei normaler Entleerungszeit ist der Magen erst nach $1^{1}/_{2}$—2 Stunden völlig entleert. Ob man sich beim Ausheben der Expression des Mageninhaltes durch Preßbewegungen seitens des Kranken bedient oder, was schonender ist, den Inhalt durch einen Aspirationsballon, der durch ein Verbindungsstück aus Glas mit der Sonde verbunden wird, ansaugt, ist gleichgültig. Nur wenn man Wert darauf legen muß wirklich *allen* Inhalt aus dem Magen zu entfernen, soll man sich der Sonde von SAHLI erinnern, die nicht, wie die gewöhnlichen Sonden nur ein oder zwei Löcher aufweist, sondern die am unteren Ende eine Reihe sich schräg gegenüberstehender Löcher hat, deren oberstes so angebracht ist, daß dies beim völligen Einführen in den Magen gerade unter die Kardia zu liegen kommt. Mit der eingeführten Sonde legt man den Kranken bäuchlings auf ein Sofa und läßt auch noch den Kopf nach unten hängen. So läuft auch der in dieser Lage sich im Fornix des Magens ansammelnde Rest aus den Löchern heraus. Dies Verfahren ist praktisch, wenn auch für den Kranken nicht gerade angenehm.

b) Die Probemahlzeit nach Leube-Riegel. Sie besteht aus 400 ccm Fleischbrühe, 150 g Beefsteak, 50 g Kartoffelbrei und 35 g Weißbrot. Der normale Magen soll nach 7 Stunden leer sein. Zur Sekretionsprüfung hebert man etwa 4 Stunden nach dem Essen aus. Dies Verfahren ist im allgemeinen entbehrlich. Die wesentlichen Aufschlüsse über das sekretorische Verhalten des Magens liefert schon das einfache Probefrühstück.

c) Der Alkoholprobetrunk nach Ehrmann. Der nüchterne Kranke trinkt 300 ccm einer 5proz. Alkohollösung (15 ccm 96proz. Alkohol und 285 ccm Wasser). Aushebern mit einer dünnen Sonde (Duodenalsonde nach 45 Minuten. Die Originalvorschrift verlangt Aushebern nach 30 Minuten. Nachprüfungen haben gezeigt, daß in dieser Zeit die meisten Mägen noch nicht ihre maximale Sekretion erreicht haben.

d) Empfehlenswerte Verfahren ohne Anwendung der Magensonde gibt es nicht. Die Ergebnisse der zu diesem Ende angegebenen Methoden sind unzuverlässig.

Die Untersuchung des ausgeheberten Inhalts hat sich zu erstrecken auf die makro- und mikroskopische Betrachtung, die Bestimmung des Säurewertes und evtl. auf die Bestimmung des Fermentgehaltes.

Die makroskopische Betrachtung gibt Auskunft über die Menge des Ausgeheberten und über das Verhältnis der festen und flüssigen Bestandteile. Läßt man das ausgeheberte Probefrühstück einige Zeit im Spitzglas stehen, so setzt sich der Brotrest ab, und der Magensaft über dieser Schicht klärt sich. Gewöhnlicherweise beträgt die Höhe der festen Bestandteile die Hälfte der Gesamthöhe. In Fällen von Supersekretion kann der flüssige Anteil erheblich überwiegen. Eine solche schätzungsweise Beurteilung des ,,*Schichtungsquotienten*" genügt für die Praxis. Wichtiger noch erscheint die Beachtung des *Chymifikationsgrades*. Bei saurem und fermentativ suffizientem Mageninhalt ist der Brötchenrest in feinste Flöckchen verwandelt, die dem Bodensatz ein völlig homogenes Aussehen verleihen. Man kann sagen, daß je weniger Salzsäure und Ferment der Magen geliefert hat, desto gröber die Brotreste sind. Bei völligem Magensaftmangel sieht das Ausgeheberte aus „wie gekaut und ausgespieen".

Die Farbe des Ausgeheberten entspricht beim Normalen der des Brötchens, beim Alkohol-Probefrühstück ist es farblos. Gelblich-grünliche Färbung spricht für Gallenrückfluß und das ist bei Beurteilung des Titrationsergebnisses in Betracht zu ziehen. Das Alkohol-P.-F. hat den großen Vorzug, daß es ohne weiteres eine Beurteilung etwaiger Beimengungen, die von der Magenwand stammen, gestattet. Schleimflocken, kleinere Blutkoagula, evtl. auch kleinere Reste vorhergehender Mahlzeiten sind auf einem schwarzen Teller leicht zu erkennen. Lufthaltiger Schleim schwimmt und besteht meist aus verschlucktem Speichel, Magenschleim ist mit den Brötchenresten innig vermischt. Im Alkohol-P.-F. liegt er in Form kleiner, grauer Klümpchen am Boden des Glases. Einen leidlichen, wenn auch ziemlich groben Anhalt für die *Beurteilung der Schleimmenge* kann man dadurch erhalten, daß man das ganze ausgeheberte Brötchen-P.-F. in einen mit Wasser gefüllten Standzylinder von etwa 2 l Inhalt gießt. Das normale P.-F. verteilt sich in der Flüssigkeit derart, daß die ganze Wassermenge allmählich graulich-trübe wird. Ist aber viel Schleim vorhanden, der die kleinsten Partikel miteinander verklebt, so bleibt auch bei stundenlangem Stehen das Wasser im großen und ganzen klar.

Zur mikroskopischen Untersuchung entnimmt man dem Bodensatz des Spitzglases eine kleine Substanzmenge und fertigt zunächst ein ungefärbtes Präparat an. Beim Brötchen-P.-F. ist das ganze Gesichtsfeld übersät mit Stärkepartikeln. Zufließenlassen von einem Tropfen Lugolscher Jodlösung färbt sie blau. Im stark sauren Saft ist alle Stärke meist blau gefärbt, im schwach sauren oder neutralen Saft finden sich hier und da einige Stärkekörner, die violett oder rosa gefärbt werden. Das beruht darauf, daß im stark sauren Magensaft die Weiterverdauung der Stärke zu Erythrodextrin durch die Mundspeichelamylase aufgehoben wird, während schwach saure Reaktion diese Weiterverdauung noch im gewissen Grade zuläßt. Diese Erscheinung geht also einigermaßen parallel dem Maße der Chymifizierung. Das Alkohol-P.-F. ist an sich frei von mikroskopischen Resten und daher viel besser geeignet zur Erkennung von Zellen u. ä., die sich aus anderen Gründen im Magen finden. Zunächst ist auf das Vorhandensein von Bakterien und Pilzen zu achten. *Sarzinehaufen*, schwach gelbgrünlich gefärbte, warenballenähnlich zusammenliegende kugelige Zellen finden sich nur bei Stagnation im Magen bei erhaltener Säuresekretion. Sie haben also eine verhältnismäßig große Wichtigkeit zur Erkennung der gutartigen Stenose des Pförtners. *Hefezellen*, ovale, im auffallenden Licht glänzende, manchmal kettenförmig aneinanderhängende Zellen können vereinzelt normalerweise vorkommen. Vermehrt und sprossend sind auch sie ein Zeichen von Stagnation. Bei carcinomatöser Saftlosigkeit, mit oder ohne (wesentliche?) Stauung finden sich die sog. Boas-Opplerschen ,,langen Bacillen", die früher für die Milchsäureproduktion in solchen Mägen verantwortlich gemacht wurden. Sie kommen auch im Stuhl vor. Ihr sicherer Nachweis — es handelt sich um recht dünne und feine, wenig geschwungene Stäbchen von 6—8 μ Länge — gelingt manchmal, wenn die chemische Milchsäurereaktion noch negativ ausfällt. Im Zweifelsfalle soll man sich nicht auf das native Präparat hierbei verlassen, sondern mit Methylenblau färben.

Die Diagnose der vorkommenden *Zellarten*, besonders evtl. von Tumorzellen, ist recht heikel. Die Elemente sind meist angedaut, haben keine deutlichen Kerne, färben sich schlecht. Vereinzelte rote Blutkörperchen besagen nichts, auch zahlreichere Erythrocyten können ihr Erscheinen einer leichten Läsion der Wand durch die Sonde verdanken, besonders im achylischen Magen. Jedenfalls kann man die Diagnose des Magenkrebses daraufhin nicht stellen. Wertvoller dagegen scheint der Nachweis häufiger *eosinophiler Leukocyten* zu sein, auf dessen Wichtigkeit hingewiesen zu haben das Verdienst F. A. HOFFMANNS ist. Sie kommen zweifellos gelegentlich im sauren Saft vor, aber überwiegend doch im achylischen, und wir haben den Eindruck, daß ihr Nachweis doch zur Verdachtsdiagnose *eines beginnenden Magenkrebses* beitragen sollte, auch wenn das in manchen Fällen nicht zutreffen wird. Ihre Erkennung ist nur im nach JENNER-MAY gefärbten Anstrich sicher möglich. Die Ursache der Eosinophilie des Mageninhaltes ist nicht bekannt. Aufmerksam gemacht sei auf die Analogie mit der ,,pleuralen Eosinophilie", die nicht selten bei malignen Pleuratumoren — aber auch manchmal plötzlich im Ablauf eines Empyems beobachtet wird. Eine Bluteosinophilie ist sicher nicht immer dabei vorhanden.

Was schließlich die Bewertung einzelner, nur mikroskopisch nachweisbarer kleinster Nahrungsreste von früheren Mahlzeiten anlangt („Mikroretention"), so bedeutet ein einzelnes Stärkekorn (evtl. Jodprobe) nichts für eine Evakuationsstörung. Mehr Wichtigkeit im Sinne der Diagnose einer beginnenden organischen Stenose haben u. E. einzelne *Muskelfasern*, die man mit starker Vergrößerung an der feinen Querstreifung und ihrer schwach gelblichen Farbe leicht erkennen kann. Voraussetzung ist, daß die letzte Fleischmahlzeit nicht zu massiv war und mindestens 10 bis 12 Stunden dem Probefrühstück vorherging.

Alle diese Untersuchungen gelingen am besten nach Alkohol-P.-F., besser noch als am Ausgeheberten aus leerem Magen, weil man dabei häufig gar nichts exprimieren kann. Schon aus diesem Grunde ziehen wir diese Methode jetzt dem Brötchen-P.-F. vor, zumal auch die chemische Untersuchung sehr brauchbare Resultate ergibt. Die Säurewerte nach Alkohol-P.-F. sind nur um etwa ein Drittel *niedriger* als nach Brötchen. Der gelegentlich gehörte Einwand, daß das Alkohol-P.-F. nicht „physiologisch" sei, dürfte schon deshalb hinfällig sein, weil der erwachsene männliche Magen doch auch unter anderen Umständen „physiologischerweise" Alkohol sich zuführt und für diese Kranken, die bekanntermaßen ein großes Kontingent der Magenkranken darstellen, ist dieses Verfahren mindestens ein so „adäquater Reiz" wie das harmlose Brötchen-P.-F. Allerdings bekommen junge Mädchen danach gelegentlich einen rasch vorübergehenden Rauschzustand. Man wird also manchmal beide Verfahren anwenden. Nur wenn man den Säurewert nicht auf chemischem Wege zu bestimmen in der Lage ist, muß man unbedingt dem Brötchen-P.-F. den Vorzug geben, weil bei diesem die Betrachtung des Chymifizierungsgrades dem Erfahrenen sehr viel sagen kann.

Das Brötchen-P.-F. schmeckt langweilig, das Alkohol-P.-F. schmeckt allerdings ausgesprochenermaßen fade. Will oder muß man diesen Faktoren Rechnung tragen (was bei gewissen Neurosen fraglos notwendig werden kann), so greife man zu dem namentlich von CURSCHMANN und O. FISCHER eingeführten „Appetitfrühstücken", auf deren wechselnde Zusammensetzung hier aber nicht mehr eingegangen werden kann. Ihre diagnostische

Wertigkeit ist in vielen Fällen sicherlich sehr beträchtlich. Für die ambulante Sprechstundenpraxis dürfte das Verfahren aber wohl (leider) auf Schwierigkeiten stoßen und die Beurteilung erfordert auch die Erfahrung des Spezialisten.

Die *chemische Untersuchung* hat sich zunächst auf die Feststellung der *Reaktion* auf Lackmus zu erstrecken, der sich die Titrierung anschließt. Zur oberflächlichen Schätzung in der Sprechstunde genügt die Beurteilung der Säureverhältnisse durch die Reaktion des Kongopapiers. Ist „freie Säure" vorhanden, so bläut es sich, andernfalls bleibt die rote Farbe unverändert. Alkalische Reaktion (zurückgeflossener Duodenalinhalt!) zeigt sich an der blauen Farbe des Lackmuspapiers und an der gelben Farbe des Mageninhalts.

Zur *quantitativen Feststellung des Säuregrades* soll man 10 ccm Magensaft verwenden. Nach Brötchen-P.-F. ist zu filtrieren (die Einwände gegen das Filtrieren sind nicht stichhaltig), nach Alkohol-P.-F. ist das nicht nötig. Die einfachste Titrationsmethode und die daher für die Zwecke das Praktikers beste ist folgende:

Zu 10 ccm Magensaft in einem Porzellanschälchen (Glasschälchen auf weißer Unterlage) fügt man einige Tropfen einer 0,5proz. Lösung von Dimethylaminoazobenzol. Beim Vorhandensein freier Salzsäure färbt sich das Gemisch rot. Aus einer Bürette läßt man nun tropfenweise $^1/_{10}$ normale Natronlauge hinzufließen, bis die Farbe des Magensaftes in lachsfarben umschlägt. Nun fügt man einige Tropfen Phenolphthaleinlösung hinzu und titriert weiter mit Lauge bis zum Auftreten der bleibenden Rosafärbung. Die Kubikzentimeter verbrauchter Lauge bis zum ersten Umschlagspunkt ergeben mit 10 multipliziert den „Säuregrad" für freie Salzsäure, die Gesamtzahl der Kubikzentimeter, die bis zum Phenolphthaleinumschlagspunkt verbraucht sind, ergeben mit 10 multipliziert den „Säuregrad" der Gesamtacidität. Während des Zufließenlassens der Lauge schwenke man das Schälchen sanft um. Man kann auch die Grenze der freien Säure mit Kongopapier bestimmen, indem man mit einem Glasstab während der Titration immer einen kleinen Tropfen aus dem Schälchen entnimmt und auf das Kongopapier tüpfelt. Färbt es sich schließlich nicht mehr blau, so ist der Grenzpunkt erreicht. Die Erkennung der Grenze ist aber hierbei nicht so klar, abgesehen von dem Fehler, daß immer etwas von der Ausgangsflüssigkeit verloren geht.

Ist keine freie Säure vorhanden, so titriert man 10 ccm Magensaft mit $^1/_{10}$ normaler Salzsäure nach Hinzugabe von Dimethylaminoazobenzol bis zum Auftreten der roten Farbe. Die dann benötigte Kubikzentimeterzahl ergibt mit 10 multipliziert das „Salzsäuredefizit". In einer zweiten Portion muß dann gegen Phenolphthalein die Gesamtacidität festgestellt werden.

Ist nur wenig Saft zur Verfügung, so kann man auch mit 5 ccm Ausgangsflüssigkeit arbeiten. Nur muß dann die Kubikzentimeterzahl mit 20 multipliziert werden.

In eine noch kompendiösere Form ist übrigens das Titrationsverfahren von CITRON gebracht worden, bei der an Apparaten nur ein mit verschiedenen Marken versehenes Reagenzglas gebraucht wird und das somit eigentlich *das* Verfahren für den praktischen Arzt darstellt. Das Reagenzglas ist ähnlich eingerichtet wie die analogen Gläser für die Eiweißbestimmung nach ESBACH und für die Kochsalzbestimmung nach H. STRAUSS. Das Glas ist unter dem Namen „Acidimeter" käuflich. In das Glas gibt man bis zur Marke M den Magensaft (bei hohen Säurewerten bis zu $^1/_2$ M). Dazu kommen zwei Tropfen einer Lösung von je 1 g Phenolphthalein und 1 g Dimethylaminoazobenzol in 100 ccm 70proz. Alkohols. Bei Vorhandensein freier HCl tritt Rotfärbung ein. Nun fügt man aus einem Tropfglas so viel n/10-Lauge hinzu, bis der Umschlag ins Lachsfarbene erfolgt. An einer Skala kann man dann in der nunmehrigen Höhe der Flüssigkeitssäule den Prozentgehalt an freier Säure ablesen. Weitere Zugabe von Lauge läßt dann den Umschlag in Rotviolett (Phenolphthalein) auftreten. Die dann erreichte Höhe zeigt an einer anderen Skala die Gesamtacidität in „Säuregraden".

Ob man übrigens den Gehalt an freier Säure in Prozent oder in Graden ausdrücken will, ist Geschmackssache. 1 ccm n/10-Lauge entspricht 0,00365 g HCl.

Für die Praxis genügt diese Methode, wie gesagt, vollkommen. Theoretisch ist sie aber eigentlich grundfalsch. Um kurz den wesentlichen Fehler zu erwähnen, so muß man sich folgende Verhältnisse klar machen: Die Acidotätsprüfung des Magensaftes hat zur Aufgabe die Säureverhältnisse so darzustellen, wie sie *im Moment des Aushebens* im Magen vorliegen, sie darf aber diesen Inhalt nicht durch den Vorgang der Prüfung *verändern*. Bei der üblichen Laugentitration ist das aber der Fall. Im ausgeheberten Magensaft herrscht ein bestimmtes Ionengleichgewicht, indem eine bestimmte Menge undissoziierter Anionen einer dazu im festen Verhältnis stehender Menge dissoziierter („freier") H-Ionen gegenübersteht. Die Konzentration der letzteren, die abhängig ist von der Beschaffenheit des Drüsensekretes und dem Vorhandensein etwaiger anderer dissoziierend oder bindend wirkender Bestandteile des Mageninhaltes (Nahrungseiweiß usw.) oder auch aus diesem stammenden weiteren dissoziierten H-Ionen, ist bestimmend für die Pepsinwirkung. Nur die Feststellung der H-Ionenkonzentration ist also ein zureichendes Maß für die Suffizienz des Saftes. Diese Konzentration wird aber durch den Titrationsvorgang fortlaufend geändert. Jedes hinzutretende Molekül NaOH veranlaßt, soweit noch dissoziierbare Moleküle vorhanden sind, eine weitere Trennung, und somit stellen wir mit der Titration eine Äquivalentmenge Anionen fest, die wiederum charakterisiert wird durch den Umschlagspunkt eines beliebig gewählten Indicators. Was wir also schließlich finden, ist ein konventionelles Reagenzglasprodukt, das mit der ursprünglich im Magen vorhandenen Säuremischung wohl eine gewisse Parallelität aufweist, aber nicht entfernt mit ihr identisch ist. Denktheoretisch ist dieser Vorgang höchst interessant, weil er die Anwendung des *fiktionalen Denkens in der Diagnostik* (im Sinne von VAIHINGER) an einem typischen Fall zeigt. Wir untersuchen ein reales Produkt des Körpers, um seine Eigenschaften auf einen zahlenmäßigen Ausdruck zu reduzieren. Die Basis der rechnerischen Methode ist aber nicht das eigentliche Ausgangsmaterial selber, sondern ein zweites, durch die Methode aus dem ersten entstehendes neues Substrat, das in dieser quantitativen Beschaffenheit gar nicht im Körper vorhanden war. Der zahlenmäßige Ausdruck dieses Sekundärproduktes gilt uns aber als Ausdruck des Primärproduktes, wir verhalten uns, ,,als ob" Primär- und Sekundärprodukt identisch wären, mit dem weiteren Fehler noch, daß auch der Beziehungswert (der Indicatorumschlag) der Quantitätsberechnung ganz willkürlich gewählt ist und im Grunde mit dem untersuchten Substrat in keinerlei notwendigem Zusammenhange steht.

Die ganze klinische Magenpathologie ist auf diesem fiktionalen Verfahren aufgebaut, und nur die Gewohnheit mit diesem in der Tat falschen Wert wie mit einem richtigen zu rechnen und auf diese Weise jedesmal denselben Fehler zu machen (also auf die reale Übereinstimmung des Errechneten mit dem Wirklichen dauernd zu verzichten), macht es möglich, die Titrationsmethode praktisch anzuwenden und auch beizubehalten.

Wenn wir zu diesen Denkfehlern aber nun noch die praktische weitere Fehlerquelle gesellen, daß die Eiweißkörper des Mageninhalts auch noch imstande sind, alkalische Valenzen zu binden (VOLHARD), daß wir also auch schon durch diesen Fehler immer *viel zu hohe* Säuregrade erhalten, so ist das Bestreben erklärlich, Methoden zu erfinden, die nicht so wirklichkeitsferne Resultate geben.

Die erste Methode, die den Dissoziationsfehler zu vermeiden sucht, ist die *Jodometrie* nach SAHLI. Es wird mit ihr angestrebt, den Grad *wirklicher Säureaktivität*, der im Magen herrscht, zu fassen. SAHLI verwendet ein Gemisch von JKO_3 und JK das von größter Säureempfindlichkeit ist. Die schwächsten Säuren scheiden aus dieser Lösung eine quantitativ äquivalente Menge Jod ab, die sich ihrerseits durch Titration mit $n/10$-$Na_2S_2O_3$ gegen Stärke als Indicator leicht bestimmen läßt.

SAHLI hat diese Methode auch zu einer colorimetrischen umgestaltet, die recht demonstrative Ergebnisse hat. An der Hallenser Klinik habe ich schon vor längerer Zeit diese SAHLIsche Colorimetrie mit Hilfe des Colorimeters von AUTENRIETH noch etwas vereinfacht. In dieser Form scheint sie praktisch ganz brauchbar, hat sich auch bei zahlreichen Untersuchungen (vgl. Dissertation von PFEFFERKORN, Halle 1922) wegen des geringen Zeitaufwandes und der Materialersparnis bewährt. Das Verfahren ist folgendes:

Wie bei allen colorimetrischen Verfahren braucht man eine Standardlösung und eine Interpolationskurve. Man gibt zu 0 l ccm einer 48proz. IK-Lösung 0,1 ccm einer 8proz. IKO_3-Lösung und 1,0 ccm $n/10$ HCl. Jod wird sofort frei und wird dann in 12 ccm Chloroform gelöst. Diese rotviolette Chloroformjodlösung ist der Test. Im Dunkeln ist der damit gefüllte Keil des Colorimeters etwa 2 Wochen farbbeständig. Zum Eichen der Kurve müssen nun noch 9 weitere Lösungen von je 0,1 ccm IK und 0,1 ccm IKO_3 obiger Stärke angesetzt werden, die jedoch $n/10$ HCl in absteigender Menge enthalten, derart, daß einer jeden Lösung 0,1 ccm $n/10$ HCl weniger zugesetzt werden, als der vorhergehenden. Also 0,9 ccm, 0,8 ccm usw. bis 0,0 ccm im letzten. Diese Lösungen werden mit Chloroform (12 ccm) geschüttelt und die Chloroformlösung im Vergleichstrog des Apparates mit der Standardlösung verglichen. Die zugehörigen Colorimeterwerte bei Farbgleichheit beider Lösungen werden in einem Ordinatensystem eingetragen. Die Colorimetergrade von 5 zu 5° differierend auf der Abszisse, die zugehörigen Säurewerte der einzelnen Lösungen in Kubikzentimeter $n/10$ HCl (oder umgerechnet auf Prozent) auf der Ordinate. Die Verbindungslinie der Schnittpunkte je zweier auf Ordinate und Abszisse in den Punkten korrespondierender Werte errichteten Lote ergibt ungefähr eine Diagonale. Diese Kurve braucht natürlich, wenn man immer konstante Lösungen verwendet, nur einmal ermittelt zu werden.

Die Bestimmung gestaltet sich nun so, daß man zu je 0,1 ccm IK-Lösung und 0,1 ccm IKO_3-Lösung 1,0 ccm Magensaft fügt, mit 12 ccm Chloroform ausschüttelt, davon ein Quantum in den kleinen Vergleichstrog füllt und im Colorimeter mit der Standardlösung vergleicht. Die gefundenen Colorimeterwerte bei Farbgleichheit ergeben entweder die unmittelbar der Kurve zu entnehmenden Säurewerte oder können mit zureichender Genauigkeit interpoliert werden.

Aber auch diese Methode ist nicht ganz frei von dem „Dissoziationsfehler", nur liegt er schon bei dem Vorgang der Jodabspaltung, so daß wir auch mit diesem Verfahren keinen Aufschluß über die wahre Acidität des Magensaftes erhalten. Die ideale Methode für diesen Zweck ist die *Gaskettenmethode*. Da diese aber für die Praxis nicht in Frage kommt, wollen wir auf deren Technik nicht eingehen. Im Anschluß aber an die von L. MICHAELIS wesentlich geförderten Versuche die exakte Glaskettenmethode durch genau eingestellte Farbindicatoren zu ersetzen, sind mehrfach Methoden vorgeschlagen worden, die besonders für die Untersuchung des Magensaftes geeignet erscheinen. Namentlich ist hier das Verfahren von LANZ zu nennen. Das Prinzip besteht darin, daß ein kleines Quantum Magensaft zu verschiedenen Indicatoren, die in einer Reihe absteigenden Aciditätsumschlages geordent sind, hinzugefügt wird. So ergibt sich auf den ersten Blick aus der Farbänderung des betreffenden Indicators die wahre Acidität des Saftes. Der Dissoziatonsfehler ist vollkommen vermieden.

Das Verfahren ist danach höchst einfach. Es werden folgende Indicatoren gebraucht: Methylviolett, Dimenthylaminoazobenzol, Methylrot, Paranitrophenol, Rosolsäure, Naphtholphthalein. Jeder Indicator schlägt bei einer anderen H-Ionenkonzentration um, so daß, wenn jedes Glas mit einem Kubikzentimeter Magensaftes beschickt wird, sofort die betreffende Ionenkonzentration erkennbar wird. Konzentration und Herstellung der Lösungen müssen im Original nachgelesen werden.

Die Methode ist von uns ausführlich nachgeprüft worden (PFEFFERKORN l. c.). Man bekommt durch sie wenigstens sofort einen Anhalt, ob der betreffende Magensaft eine für das Pepsinoptimum zureichende Acidität hat oder nicht Das ist schließlich das Wesentliche Allerdings erhält man nur eine Zahl. An diese Angaben muß man sich praktisch erst gewöhnen Die Indicatorenreihe der 6 Farbstoffe ist nun vielleicht noch der Ergänzung bedürftig, insofern der Umschlagsbereich des Methylvioletts ziemlich breit ist und Aciditäten, die über dies Bereich hinausgehen, nicht mehr differenziert werden können Aber das ist für die Praxis nicht sehr wichtig Ein neuer Vorschlag von L. MICHAELIS, den wir aber noch nicht selber erprobt haben, scheint diesen Fehler durch die Verwendung etwas anderer Indicatoren im stark sauren Gebiet zu vermeiden, so daß man bei stark sauren Säften (titrierte Gesamtacidität 30—80) auch colorimetrisch feinere Differenzierungen wird vornehmen können

Die in diese Richtung gehenden methodischen Versuche sind sicher noch nicht abgeschlossen, aber das läßt sich jetzt schon sagen, daß die Klinik einstweilen wohl noch mit den alten fiktionalen Titrationswerten arbeiten wird, daß aber doch in Zukunft eine Umstellung auf die Bestimmung der wahren Aciditäten platzgreifen und daß damit auch für die nosologische Erkenntnis viel gewonnen wird. Denn wir stehen heute doch vielfach noch unter dem Eindruck, als ob es von großem klinischen Belang wäre, ob ein Magensaft bei der Titration die Werte: freie HCl 20, Gesamtsäure 40 oder ob er die Werte 40 und 60 gibt. Wir richten unsere Behandlung danach ein und glauben klinische Krankheitsbilder danach abgrenzen zu können. Das wird sich mehr und mehr als ein Irrtum herausstellen, zu dem uns die Überwertung einer falschen Methodik geführt hat.

Die Prüfung der Sekretion soll sich aber nun nicht nur auf die Feststellung des an einem willkürlich gewählten Zeitpunkt nachweisbaren Säureverhältnisses erstrecken, sondern es kann wichtig werden, den zeitlichen Verlauf der Abscheidung des Saftes, die *Sekretionskurve*, festzustellen. Dafür bedient man sich einer Duodenalsonde beliebigen Modells. Das Verfahren ist folgendes:

Der nüchterne Kranke trinkt das Alkohol-P.-F. Gleich hinterher wird eine dünne Duodenalsonde eingeführt bis zur Marke 50. Der Sondenknopf liegt dann meist im Fundus. Ein Weiterschlucken und der Eintritt ins Duodenum wird durch Festmachen der Sonde mit einer Nadel am Hemde oder dergleichen verhindert. Die Sonde bleibt $1^1/_2 - 2^1/_2$ Stunden liegen, was erstaunlicherweise von fast allen Kranken ganz leicht ertragen wird. Nun werden jeweils in Abständen von 10 Minuten mit einer Glasspritze Proben des Mageninhalts angesogen, titriert oder auf Ferment usw. untersucht. Die Säurewerte werden in eine Kurve eingetragen. So gewinnt man ein übersichtliches Bild über den Verlauf der ganzen Saftabsonderung. Man saugt so lange an, bis der Magen augenscheinlich leer ist. Das ist auch bei gesunden Menschen sowohl nach Alkohol-P.-F. wie nach Brötchen-P.-F. zu recht verschiedenen Zeiten der Fall, woraus sich wiederum ergibt, daß die zeitliche Vorschrift der einzelnen Probemahlzeiten auch ein den tatsächlichen Verhältnissen im einzelnen Falle nicht gerecht werdender Schematismus ist.

KATSCH und KALK, die sich um den Ausbau dieser kinetischen Magenuntersuchungsmethode große Verdienste erworben haben, schlagen gerade für die Zwecke der fraktionierten Aushebung einen *Coffeinprobetrunk* vor, um damit sowohl den Einwand des unphysiologischen Reizmittels als auch gelegentliche leichte Rauschzustände zu vermeiden. Sie empfehlen eine Lösung von Coffeinum purum 0,2 in 300 Wasser. Das Coffein wirkt nicht durch unmittelbare Reizung der Schleimhautzellen, sondern resorptiv auf dem Blutweg. Die damit erhaltenen Kurven sind mit denen nach Alkoholreizung fast identisch. Die Autoren lassen den eingeführten Magenschlauch im nüchternen Magen 30 Minuten liegen und saugen in Abständen von 10 Minuten das Leersekret ab, bevor dann die Reizlösung durch einen Trichter in den Schlauch gegeben wird. Zur Bestimmung der *Entleerungszeit* fügen sie zu der Reizlösung 3 Tropfen einer 2proz. Methylenblaulösung, durch die eine gleichmäßige Färbung des Probetrunkes erreicht wird. In den nun abgesaugten 10-Minuten-Portionen bezeichnet das Verschwinden der Färbung die Entleerung des Magens von der Reizlösung und den Beginn der Nachsekretion von reinem Magensaft.

Sowohl das Alkohol-P.-F. wie die Coffeinreizlösung sind chlorfrei, was für die Bestimmung der Gesamtchloride des Magensaftes von Wichtigkeit ist. Die Bestimmung kann mit der bekannten Titration nach J. VOLHARD ausgeführt werden. Über ihren klinischen Wert sind die Meinungen noch geteilt.

Unsere Erfahrungen mit der fraktionierten Aushebung sind in der Dissertation von KÄTHE SANDER (Halle, 1923) zusammengestellt. Ob man diagnostisch durch den Verlauf dieser Kurven zu einem bestimmten klinischen Krankheitsbilde hingeführt wird ist mir, abgesehen von einigen extremen Fällen, aber noch zweifelhaft.

Als scharf umschriebene Typen lassen sich aus einem größerem Material (60 Fälle) zunächst die Achylien mit einer dauernd horizontal verlaufenden Kurve heraussondern. Die übrigen zeigen einen Säureanstieg unter ganz verschiedenen Winkeln und nach ganz verschiedenen Zeiten. Es gibt Kurven, die einen ausgesprochen raschen Anstieg zeigen, bei denen schon nach 10—20 Minuten ein sehr hohes Maximum erhalten wird, andere steigen erst nach 40—60 Minuten an, um dann ein ebenso hohes Maximum zu erreichen. Eine sichere Beziehung zum Ulcus ventriculi oder duodeni oder aber zur Cholecystitis, Cholelithiasis oder auch zur reinen Neurose konnten wir nicht gewinnen. Auch die Kurven von Pylorusstenosen waren unter sich recht uneinheitlich. Im einzelnen Falle immer eine Erklärung für das Kurvenbild zu geben ist schwer. Natürlich wird Gallenrückfluß eine plötzliche Senkung bewirken, psychische Beeindruckung kann dasselbe, wie auch das Gegenteil verursachen, schließlich ist Sitz, Größe, Vernarbungszustand eines Geschwürs, Verwachsungen und endlich die Motilität von bestimmendem Einfluß. Man muß aber dieser Methode weiter Aufmerksamkeit schenken, zumal sie Gelegenheit bietet, auch die Wirksamkeit der Pharmaca (HERNANDO) auf die Sekretion besser zu verfolgen (Literatur u. v. a. bei EHRENREICH, SKALLER, GREGERSEN, BOENHEIM, EGAN, LANZ, HEYER, RYFFEL, PEMBERTON, HUNTER). Die ersten Untersuchungen mit dem fraktionierten Alkohol-P.-F. sind von v. FRIEDRICH gemacht worden.

Von anderen Methoden zur Prüfung der Sekretion sei noch kurz des Verfahrens von JARNO gedacht, der behufs Feststellung der Leistungsfähigkeit der Drüsen bei Anaciden und Achylischen 2 Stunden vor dem Probefrühstück die Darreichung von 0,02 g Extr. Opii empfiehlt. Mägen, die hinsichtlich der Wiederkehr der Sekretion noch günstig beurteilt werden können (leichtere chronische Gastritiden, postinfektiöse An- bzw. Subaciditäten) zeigen nach diesem, wohl den Vagus treffenden Stimulus ein Ansteigen der Acidität bzw. oft starke aktuelle Acidität. Andere (konstitutionelle Achylien, perniziöse Anämien, fortgeschrittene chronische Gastrititiden, Carcinome) antworten nicht mehr auf diesen Reiz. Für die Frühdiagnose *des noch nicht tastbaren Krebses* scheint mir auch diese Methode berücksichtigt werden zu sollen.

Ein ähnlicher Gedanke liegt dem Verfahren des Doppelprobefrühstücks nach VÁNDORFY zugrunde. Am ersten Tage werden die Werte eines gewöhnlichen Brötchen-P.-F. ermittelt Am zweiten Tage wird das gleiche gegeben, aber nach einer Stunde nicht ausgehebert, sondern es wird dasselbe Probefrühstück nochmals gereicht und dann nach $3/4$ Stunde ausgehebert. Beim gesunden Menschen sind die Werte des ersten und zweiten Tages gleich hoch. Bei Subaciden mit guter Prognose finden sich nach Doppel-P.-F. Steigerungen der Säurewerte, bei solchen mit schlechter Prognose nicht. Auch für die Typen der Superaciden lassen sich Anhaltspunkte gewinnen. Wir haben das Verfahren nachgeprüft (vgl. Dissertation von F. PFEIFFER, Halle 1923) und können seine Brauchbarkeit im genannten Sinne bestätigen.

Was die Untersuchung der *Magenfermente* angeht, so hat diese eigentlich nicht in dem Maße klinische Wichtigkeit, wie man es erwarten sollte. Auch das wird eine Folge noch unzureichender Methodik sein. Die *peptische Wirkung des Magensaftes* wird man in erster Linie dann zu bestimmen suchen, wenn es sich darum handelt, ob überhaupt noch Pepsin abgesondert wird. Also bei der diagnostischen Frage nach der echten Achylie. Es sind viele Methoden angegeben. Die einfachsten sind hier noch die besten. Die alte Methode von METT, wonach die verdauende Kraft des evtl. entsprechend anzusäuernden Magensaftes in Millimetern einer Eiweißsäule angegeben wird, ist immer noch brauchbar, wenn auch etwas grob. Besser zweifellos das Verfahren von FULD. Der Autor verwendet die Tatsache, daß aus einer sauren Lösung von Edestin durch Zusatz von Kochsalzlösung unverdautes Edestin ausgefällt wird. In bestimmter Weise läßt sich die Wirkung des Magensaftes auf eine ,,Edestineinheit" berechnen. Die Werte laufen im allgemeinen der Mettschen Methode gleich. Doch scheint die Fuldsche Methode dadurch etwas unsicherer zu werden, als, wie eigene Erfahrungen gezeigt haben, die Handelspräparate des Edestins nicht die nötige Konstanz besitzen. So haben wir, bei genauester Befolgung der Fuldschen Vorschriften, in normalen Mägen immer sehr viel niedrigere Werte bekommen, als der Autor als normalen Maßstab angibt. Recht zuverlässige Resultate scheint das Verfahren von REISS und SCHORER zu versprechen, die die Pepsinverdauung an einer konstanten Eiweißlösung refraktometrisch messen und in der Differenz zwischen den Refraktometerwerten vor und nach der Bebrütung mit Magensaft einen Anhalt für die Pepsinwirkung sehen.

Alle Methoden sind untereinander schwer vergleichbar, weil ihre Ausgangswerte und Vergleichsmaßstäbe nicht identisch sind. Praktisch kann man, mit Ausnahme der Achylien (die man ganz grob dadurch prüfen kann, daß man den Magensaft, der durch Hinzugabe von n/10 HCl auf eine Acidität von etwa 30 gebracht ist, mit einem Stückchen gekochten Hühnereiweißes einige Stunden in den Brutschrank stellt und an diesem Stückchen unmittelbar die Andauung beobachtet) auf die Prüfung verzichten. Im allgemeinen ist bei zureichender Säure eine Pepsinwirkung immer vorhanden.

Auf *Labferment* prüft man in einfacher Weise so, daß man zu 10 ccm roher Milch 1 ccm Magensaft gibt. Nach etwa $^1/_2$ Stunde Aufenthalt im Brutschrank ist bei normaler Fermentwirkung die Milch geronnen. Bei Achylie fällt diese Probe negativ aus. Für andere Magenaffektionen hat sie noch keine Wichtigkeit gewonnen.

Das *lipolytische Ferment* des Magens, das VOLHARD 1901 entdeckt hat, ist bezüglich seiner klinischen Wichtigkeit gleichfalls noch nicht abschließend untersucht worden. In einigen Fällen scheint es aber doch von wesentlichem Einfluß auf den Krankheitsverlauf. So konnten H. STRAUSS und *ich* in einem Falle von chronischer Pankreatitis nachweisen, daß zwar die duodenale Fettspaltung fast völlig geschwunden war, während eine Fettspaltung im Magen noch in erheblichem Maße stattfand. Ein weiterer Beweis dafür, daß dieses Ferment wirklich existiert, da manchmal noch eingewendet wird, daß fettspaltende Wirkung im Magen immer der Ausdruck zurückgeflossenen Duodenalinhalts sei.

Für die spezielle *Krebsdiagnostik* ist im Ausgeheberten immer noch der Nachweis der Milchsäure, die nach Untersuchungen von MENDEL und ENGEL nicht durch die langen Bacillen, vielmehr durch Wirkung eines Carcinomzellenferments auf Traubenzucker entsteht, von größtem Wert. Die bekannte Uffelmannsche Reaktion ist gut, aber man kann sie noch dadurch vereinfachen, daß man nach BOAS folgendermaßen verfährt:

In ein leeres Reagenzglas gibt man einen Tropfen Eisenchloridlösung. Auffüllen mit destilliertem Wasser bis zum Rande. Die Lösung darf jetzt nur noch einen ganz leichten gelblichen Hauch zeigen. Die Hälfte gießt man in ein zweites Glas zum Vergleich. In das erste kommen nun einige Tropfen des gut filtrierten Magensaftes. Ist Milchsäure vorhanden, so tritt jetzt sehr deutlich die intensivere Gelbfärbung des Eisenlactates auf, die durch Vergleich mit dem anderen Glas leicht zu erkennen ist. Schwache Reaktionen werden m. E. besser erkannt als nach UFFELMANN.

Die Probe auf gelöstes Eiweiß nach SALOMON ist ebenfalls sehr nützlich. Wir ersetzen sie jetzt meist durch die *Eiweißreaktion im Alkohol-P.-F.* Gibt man das Probefrühstück in einen leer gespülten Magen, so ist dieser Nachweis (Trübung des Filtrates durch einen Tropfen 20proz. Sulfosalicylsäure) ebenso bündig.

Andere Carcinomdiagnostica (Glycyltryptophan nach NEUBAUER und FISCHER, Hämolysine nach GRAFE und RÖHMER) haben sich anscheinend in der Praxis noch nicht bewährt.

Ein ganz anderes Prinzip zur Untersuchung der Funktion der Magenwandzellen verwandten GLAESSNER und WITTGENSTEIN. Sie injizieren dem nüchternen Patienten 5 ccm einer 1 proz. wäßrigen Neutralrotlösung intramuskulär. Hierauf wird eine dünne Sonde in den Magen eingelegt und das abfließende Sekret in Fraktionen aufgefangen. Es zeigt sich, daß der Farbstoff durch den Magen und mit dem Magensaft ausgeschieden wird, und zwar um so schneller, je saurer der Magensaft ist. So scheiden superacide Mägen schon nach wenigen Minuten reichlich roten Farbstoff aus, während in der Norm etwa 15—20 Minuten bis zum Auftreten der Rotfärbung verstreichen. Achylische Mägen scheiden überhaupt keinen Farbstoff aus. Anatomische Untersuchungen führten zu dem Ergebnis, daß der rote Farbstoff in den Belegzellen des Fundus gespeichert und ausgeschieden wird. Somit dürfte das klinische Resultat dieser Versuche bislang noch nicht über das der direkten Ausheberung hinausgehen.

Verfahren zur Prüfung der Motilität.

Jede Prüfung der Sekretion schließt bis zum gewissen Grade eine Motilitätsprüfung in sich. Das Resultat der Ausheberung entsteht unter der untrennbaren Interferenz beider Funktionen. Wenn wir aus dem achylischen Magen nur wenige, fast trockene Brotbröckel herausheben, so ist das nicht nur die Folge des Saftmangels, sondern auch die der überstürzten Entleerung, und wenn der supersekretorische Magen manchmal mehrere hundert Kubikzentimeter liefert, so spielt dabei ein krampfhafter Pförtnerverschluß eine nicht geringe Rolle. Die leidige Tatsache, daß der Magen nun einmal an beiden Enden offen ist, daß er für die Speisen nur einen Durchgangskanal mit im vornherein nicht zu übersehender Verweildauer darstellt, macht jede reinliche Scheidung beider Funktionen illusorisch.

Ein gewisses Mittel festzustellen hat die Klinik gleichwohl ein Interesse, wenn auch dessen Bereich im allgemeinen viel breiter sein wird als gemeinhin angenommen. Besonders die Untersuchungen mit der Verweilsonde geben dafür reichlich Belege. Die Methoden der Motilitätsprüfung bestehen natürlich darin, daß man dem Magen eine Aufgabe stellt, deren der normale Magen sich in bekannter Zeit entledigt. Geprüft wird deshalb klinisch nicht die Motilität, d. h. die Bewegungsfähigkeit im weiteren Sinne, die Peristaltik, Tonus, Hubhöhe und anderes umfassen würde, sondern nur die *Evakuationsfähigkeit* (KUTTNER), d. h. die Frage nach der zeitlichen Dauer des Verweilens bestimmter Belastungsspeisen wird beantwortet. Das ist grundsätzlich wichtig. Ein Magen kann eine erheblich gesteigerte ,,Motilität" besitzen und doch keinen Brocken an den Darm weitergeben können, wie das bei schweren Pylorusstenosen der Fall ist (Stenosenperistaltik), und andererseits zeigt z. B. die Röntgenuntersuchung einen hochgradig atonischen Magen mit minimalen peristaltischen Wellen, der dennoch seinen Inhalt in der vorgeschriebenen Zeit entleert. Schließlich besitzt die scirrhös durchsetzte Magenwand überhaupt keine ,,Motilität" mehr, und der Inhalt durcheilt den Magen wie ein glattes Rohr.

Die Unübersichtlichkeit der motorischen Impulse, die relative Unabhängigkeit der Innervation einzelner Magenabschnitte voneinander (z. B. Pylorusinnervation und Peristaltik) und die Interferenz der Sekretion machen deshalb irgendeine wirklich zahlenmäßig exakte Bestimmung unmöglich, und auch die verwickeltste mathematische Fassung solcher Methoden wird der Wirklichkeit nicht gerecht. Daher haben sich auch alle Verfahrungsweisen, die sich mehr oder weniger eng an die Methode von MATHIEU-RÉMOND anschließen, klinisch nicht einbürgern können.

Über die praktischste Zusammensetzung von Belastungsmahlzeiten sind sehr viele Vorschriften erlassen. Am relativ einfachsten ist die alte Vorschrift von BOAS: nach einem Abendessen aus Weißbrot mit Butter, kaltem Fleisch, Tee mit Milch und Zucker muß der am nächsten Morgen gespülte Magen vollkommen leer sein. BOAS hat seine Vorschriften neuerdings noch genauer detailliert und Be- und Entlastungsmahlzeiten vorgeschrieben, aus denen die Evakuationsleistung des Magens mit klinisch absolut sicherer Genauigkeit zu entnehmen ist. *Dies Verfahren dürfte das zur Zeit beste sein.* Für nicht spezialistisch eingestellte Kliniken kann man die Prüfung noch mehr vereinfachen, indem man, wie wir das seit Jahren zu tun gewohnt sind, abends eine Mahlzeit von 250 g Reisbrei mit Milch gibt und dazu (wie EWALD, STRAUSS, BOURGET und KEMP) eine Extrabelastung von ein paar Pflaumen, Korinthen oder Kronsbeeren. ,,Mikroretention" (MADSEN) am nächsten Morgen, d. h. nur einige mikroskopisch erkennbare Stärkereste, ist sicher nicht pathognomonisch. Sie können in normalen Buchten der Schleimhaut zurückgehalten sein. ,,Kleine Retention", d. h. etwa 10 ccm Speisereste bei Exprimierung sind auf organische Stenose höchst verdächtig, größere Mengen beweisen sie sicher. Auch die Frage, ob organische oder spastische Stenose scheint auf diesem Wege entschieden werden zu können, indem man bei positivem Ausfall der Belastung am Abend noch ein Belladonnazäpfchen (0,04 Extr.) oder 1 mg Atropin gibt. Ganz Sicheres darüber wird im Zweifelsfall wohl nur die Röntgenuntersuchung aussagen können. Von v. FRIEDRICH wird noch als praktisch empfohlen, dem zu Untersuchenden abends um 9 Uhr 2 g Karmin in Oblaten zu geben und am nächsten Morgen nach 12 Stunden, nach verabfolgtem Alkohol.-P.-F., den Magen auszuhebern. Größere makroskopisch sichtbare Carminmengen sprechen unbedingt für eine 12-Stunden-Retention.

Eine ältere Methode zur Prüfung der Magenmotilität ohne Anwendung der Schlundsonde scheint zu Unrecht in Vergessenheit geraten zu sein. Das ist die von HUBER modifizierte *Salolprobe* von EWALD und SIEVERS. Salol wird bekanntlich (SAHLI) im Magen weder gespalten noch resorbiert. Dagegen im Darm unter dem Einflusse des pankreatischen Saftes. Gibt man nun zum gewöhnlichen Probefrühstück 1 g Salol, so kann man an dem Auftreten der Salicylsäurereaktion in dem Harn (Violettfärbung durch einige Tropfen Eisenchlorid) ungefähr die Entleerungszeit des Magens beurteilen. Da nun das erste Auftreten dieser Harnreaktion nur anzeigt, wann die ersten Speiseteilchen den Magen verlassen, dies aber noch kein bündiges Kriterium ist, ob nicht doch eine Verzögerung des ganzen Speisetransportes statthat, so soll man auch den Zeitpunkt des Verschwindens der Reaktion feststellen. Im allgemeinen ist zu sagen, daß bei normaler Evakuationsfähigkeit die Salicylsäurereaktion spätestens nach 75 Minuten auftreten muß und daß sie längstens nach 27 Stunden verschwunden sein muß. Überschreitungen dieser Zeiten deuten auf Evakuationshindernisse. Natürlich setzt die Methode intakte Nierenfunktion voraus, aber unter diesen Umständen hat das Verfahren sicher seinen Wert.

Zur Beurteilung der *tonischen Funktion des Magens* wird man sich wohl heute im wesentlichen auf die Röntgenuntersuchung verlassen wollen. Der Nachweis des Plätschergeräusches als Diagnosticum der Atonie hat nur, wenn es kurze Zeit nach der Aufnahme von ganz kleinen Flüssigkeitsmengen (100—120 ccm) und nur bei schwacher, stoßweiser Erschütterung der Bauchdecken gefunden wird, eine pathognomonische Bedeutung. Dahingegen sind Methoden, die den Tonus *quantitativ* zum Ausdruck bringen, in der Klinik noch kaum gebräuchlich. Frühere in dieser Richtung unternommene Versuche (RUNEBERG, PENZOLDT, JAWORSKI, SCHLIPPE und besonders HEMMETER vor mehr als 30 Jahren) haben zu keiner anerkannten klinischen Verfahrensweise geführt. Neuerdings ist von GAULTIER ein Gastrotonometer konstruiert, das etwas handlicher zu sein scheint. An der Klinik in Halle hatte ich mich vor längerer Zeit schon einer einfachen Verfahrungsweise bedient, die, ähnlich wie GAULTIERS Methode, die Gewinnung von Mageninnendruckkurven gestattet. Die Methodik ist folgende:

An einen gewöhnlichen Magenschlauch, der bei leerem Magen eingeführt wird, schließt man eine Gummileitung an, die zu einem Doppelflaschensystem führt, wie es zur Anlage des Pneumothorax gebräuchlich ist. Die eine, ungefähr 50 cm höher stehende Flasche ist mit 2 l Wasser gefüllt und trägt eine Graduierung, die das Ablesen von 50 ccm gestattet. Von einem T-Stück der Schlauchleitung geht eine weitere Verbindung zu einem in Zentimeter geteilten Wassermanometer. Läßt man jetzt von der oberen in die untere Standflasche Wasser hinüberströmen, so bewirkt die in den Magen gedrückte Luftmenge ein Ansteigen des Manometers. Der zunehmenden Luftfüllung des Magens entspricht eine zunehmende Innendruckerhöhung, die auf Zentimeter Wasser abgelesen werden kann. Da bei Inspiration der intragastrale Druck steigt, bei Exspiration zunächst fällt, um bei maximaler Exspiration wieder etwas anzusteigen, so liest man die Druckwerte am besten in mittlerer Atemstellung bei angehaltenem Atem ab. Beim Ablesen der Manometerzahlen nach je 50 ccm in den Magen eingedrückter Luft bis zu einer Gesamtmenge von 1000 ccm, erhält man eine Kurve, die mit gewissen Einschränkungen vielleicht als Tonuskurve des Magens angesprochen werden kann. Als einfachen zahlenmäßigen Wert der Kurve kann man den höchsten erreichten Innendruck zu dem eingeblasenen Volum in Form eines „gastrotonometrischen Quotienten" in Beziehung setzen. So bedeutet: g. t. Q. 10 : 750, daß bei Einblasung von 750 ccm ein Innendruck von 10 cm erreicht wurde. Bei weiterem Einblasen ist dann augenscheinlich Luft durch den Pylorus entwichen.

Für die klinisch-diagnostische Brauchbarkeit möchte ich noch nicht völlig einstehen, aber einer Nachprüfung ist das Verfahren wohl wert. Die ganz auffallende Gleichförmigkeit der Kurven bei verschiedenen Affektionen — auch die von mir mehrere Male beobachtete Nichtbeeinflußbarkeit der Kurve durch gleichzeitige intravenöse Atropin- oder Papaverininjektion läßt daran denken, daß vielleicht weniger der Tonus der Magenwand, als vielmehr der der Bauchdecken für den Kurvenverlauf maßgeblich ist.

Schließlich sei in diesem Zusammenhange der Untersuchungsresultate HEYERS und mancher Amerikaner gedacht, die die Abhängigkeit der Magenleistung von psychischen Vorstellungskomplexen (in Hypnose geprüft) erwiesen. So wichtig diese Komponente in vielen Krankheitsfällen sein wird, so kann man das Verfahren noch nicht als *einfache Untersuchungsmethode* verwenden, zumal die Möglichkeit seiner Anwendung zu sehr an die persönlichen Qualitäten des Untersuchers selbst gebunden scheint.

Sehr weit gehen also unsere Kenntnisse über die Funktionsprüfung des Magens mit *einfachen Mitteln* nicht. Kompliziertere Methoden leiden aber an den mit der Kompliziertheit wachsenden Fehlerquellen. So ist es kein Wunder, daß die große Menge der Magenaffektionen, die nicht in das einfache Schema des Ulcus oder der Ulcusfolgen oder der Begleiterscheinungen des Magenkrebses hineindiagnostiziert werden kann, noch heute einer Analyse nach überzeugenden Prinzipien harrt, und daß uns eine anerkannte Terminologie in der Magenpathologie, die ohne Einschränkung alle klinischen Symptomenkomplexe, auch in pathogenetischer Hinsicht, umfaßte, fehlt.

Darm.

Von

V. VAN DER REIS - Greifswald.

Eine Schilderung der Funktionsprüfungen des Darmes, die hauptsächlich der Praxis dienen soll, muß im augenblicklichen Zeitpunkt in recht vielen Punkten unbefriedigend bleiben, weil die neueren Erkenntnisse noch im Werden begriffen sind und die eingebürgerten Methoden nicht mehr vollkommen genügen. Ich glaube aber trotzdem, nicht ganz auf die Erwähnung der neueren Methoden verzichten zu dürfen. Die Untersuchung der Funktionstüchtigkeit des Darmes umfaßt die Feststellung abnormer Arbeitsleistungen, wie sie zum Teil schon an der äußeren Beschaffenheit der Faeces zu erkennen sind, und des Ausfalls einzelner Teilfunktionen und ihrer Wirkung. Ich nenne nur: Störungen der Reaktion, der Fermentabsonderung, der Sekretion des Darmes und seiner Anhangsdrüsen, des Abbaus, der Resorption und der Ausnutzung einzelner Nahrungsbestandteile sowie Änderungen in der Keimbelegschaft des Darmes. Aber diese Störungen lassen sich nur zum Teil mit Hilfe von Stuhluntersuchungen nachweisen. Die moderne Funktionsdiagnostik erstrebt daher neben der Faecesuntersuchung eine solche des an Ort und Stelle entnommenen Materials, die einen genaueren Einblick in den Ablauf der digestiven Funktionen gestattet.

Die Urinuntersuchung spielt auch eine gewisse Rolle, doch genügt der Hinweis, daß eine *Hyperindicanurie* vorzugsweise bei vermehrten Fäulnisprozessen im Dickdarm und besonders im Dünndarm auftritt (Obstipation, Spasmen, Dünndarmokklusion, Peritonitis).

Funktionsdiagnostik mittels Faecesuntersuchung.

Dieses Verfahren muß ausführlicher behandelt werden, weil es ohne einen größeren klinischen Apparat ausgeführt werden kann. Es dient zur Prüfung der Sekretion, Resorption und Motilität und gibt Aufschluß darüber, ob der Darm unter Beihilfe seiner

Anhangsdrüsen imstande ist, einen normalen Stuhl zu produzieren. Mangelnde Verdauung der Speisen, die sich u. a. durch Auftreten von mehr oder minder unverdauten Muskelresten, Bindegewebe und Fettbeimengungen in den Faeces nachweisen läßt, erlaubt in erster Linie einen Rückschluß auf Störungen der Sekretion. Pathologische Fettbeimengungen zum Stuhl lassen aber auch an Störungen der enteralen Resorption denken (Mesenterialdrüsentuberkulose, Lymphosarkomatose). Von pankreatischer Steatorrhöe sind sie leicht abzugrenzen (S. 53). Weiterhin lassen sich aus der Konsistenz der Faeces Schlüsse auf die Darmmotilität ziehen.

Bei der beträchtlichen individuellen Variationsbreite der Verdauungstätigkeit und dem Wechsel der einzelnen Stuhltypen und Stuhlbilder im Bereich des Normalen (SCHMIDT und STRASBURGER, VAN LEDDEN-HULSEBOSCH) ist es bei frei gewählter, gemischter Kost unmöglich, aus Abweichungen in der Zusammensetzung des Kotes auf Störungen im Verdauungsablauf zu schließen. Erst durch die Einführung einer Standarddiät, der *Probekost* (SCHMIDT und STRASBURGER), wurde es möglich, einen *Normalkot* zu gewinnen, der charakteristische Unterschiede gegenüber dem bei Darmkrankheiten abgesetzten Stuhl aufweist. Da es sich bei der Prüfung des Probediätstuhles um die Beurteilung der fundamentalen Funktionen des Darmes und der Anhangsdrüsen handelt, erübrigt sich im Rahmen meiner Aufgabe an dieser Stelle die Einschaltung pathologisch-physiologischer Vorbemerkungen.

Die Probediät hat in der Praxis und auch in der Klinik um so eher festen Fuß fassen können, als die Stoffwechsel- und Ausnutzungsversuche, denen wir zwar die ersten großen Entdeckungen über die Verwertung der einzelnen Nahrungsbestandteile und die Störungen der Ausnutzung bei primären und sekundären Darmkrankheiten verdanken, vorläufig noch zu umständlich sind.

Die allgemeine Probekost, die 3—5 Tage gereicht werden muß, hat folgende Zusammensetzung:

Morgens: $1/2$ l Milch oder Tee oder Kakao, mit Milch oder Wasser gekocht. Dazu 1 Semmel mit Butter und 1 weiches Ei.

Frühstück: 1 Teller Haferschleimsuppe mit Milch gekocht, durchgeseiht (Salz- oder Zuckerzusatz erlaubt); evtl. kann auch Mehlsuppe oder Haferbrei gereicht werden.

Mittags: $1/4$ Pfund gut gehacktes, mageres Rindfleisch, mit Butter leicht übergebraten (inwendig roh). Dazu eine nicht zu kleine Portion Kartoffelbrei (durchgesiebt).

Nachmittags: Wie morgens, aber kein Ei.

Abends: $1/_2$ l Milch oder 1 Teller Suppe (wie zum Frühstück); dazu 1 Semmel mit Butter oder 1—2 weiche Eier (oder Rührei).

Für genauere klinische Untersuchungen wird folgende detaillierte Vorschrift gegeben:

Morgens: 0,5 l Milch, dazu 50 g Zwieback.

Vormittags: 0,5 l Haferschleim (aus 40 g Hafergrütze, 10 g Butter, 200 g Milch, 300 g Wasser, 1 Ei und etwas Salz).

Mittags: 125 g gehacktes Rindfleisch (Rohgewicht) mit 20 g Butter leicht übergebraten (inwendig roh). Dazu 250 g Kartoffelbrei (aus 190 g gemahlenen Kartoffeln, 100 g Milch, 10 g Butter und etwas Salz).

Nachmittags: Wie morgens.

Abends: Wie vormittags.

Evtl. sind noch etwas Rotwein, dünner Kaffee zur Milch, Bouillon und abends etwas gewiegter, kalter Kalbsbraten gestattet. Für bestimmte klinische Untersuchungen kann die Probekost durch Zulagen erweitert werden, so z. B. für die *Prüfung der Bindegewebsverdauung* durch Zugabe von 50 g rohem, gehacktem Schinken. Die Verabreichung dieser Diät verbietet sich naturgemäß ohne weiteres bei Appendicitis und Verdacht auf Obturation oder Stenose. Es ist ratsam, vor Anwendung der Kost wenigstens 1 Stuhl, der bei gewohnter Ernährungsweise abgesetzt wurde, zu besichtigen.

Makroskopische Betrachtung des Probediätstuhles.

Man untersucht zunächst den möglichst frischen Stuhl auf Form, Farbe, Geruch, Gasentwicklung, gröbere Beimengungen von Bindegewebe, Fett, Schleim, Blut, Eiter und schließlich auf Würmer und Steine. Am besten lassen sich alle diese Dinge erkennen, wenn man den Stuhl mit Holzspateln auf einem schwarzen Teller gut ausbreitet oder durch ein Kotsieb treibt, falls es sich um das Aufsuchen von Steinen oder Bandwurmgliedern handelt. Bei Untersuchung homogener Stühle wird der gesamte Kot mit einem Spatel gründlich durcheinandergerührt, davon ein walnußgroßes Quantum in einer Reibschale unter Zusatz von destilliertem Wasser bis zur saucenartigen Konsistenz verrieben und auf den schwarzen Teller übertragen.

Normale Befunde: Vereinzelte braune Pünktchen in dem Stuhl (die mikroskopisch als Pflanzenreste aus Haferschleim oder Kakao erkannt werden), allenfalls noch einzelne Sehnenfäden aus dem Hackfleisch.

Pathologische Befunde: Größere Mengen von *Muskelfasern* in Form holzsplitterartiger Stückchen bei mangelhafter resp. fehlender tryptischer Verdauung.

Reichliches Vorkommen von *Bindegewebe* (fädige Gebilde von derberer Konsistenz als Schleim) bei mangelnder Pepsinverdauung oder vorschneller Magenentleerung.

Reichliche *Fett*beimengungen, die an der Tonfarbe, der lehmigen Konsistenz und dem fettglänzenden Aussehen des aasig stinkenden, massenhaften Stuhles zu erkennen sind, finden sich bei Acholie, mangelnder lipatischer Wirkung oder Störungen der Fettresorption, z. B. bei Darmtuberkulose usw. Bei geringen Fettbeimengungen ist der Stuhl hell, salbenartig, bei totalem Gallenabschluß silbrig glänzend. Beim Verreiben mit Wasser schwimmt eine mattschimmernde Fettschicht an der Oberfläche.

Butterstuhl: Das Fett wird in flüssiger Form isoliert abgesetzt und überzieht den Stuhl mit einer ganzen Schicht oder liegt wie ein Klumpen geschmolzener und wiedererstarrter Butter neben ihm. Bei den schwersten Graden von Pankreasinsuffizienz.

Kohlenhydrat- resp. Kartoffelreste in Form von sagokornartigen, glasig durchscheinenden Körnern (im Gegensatz zu Schleim mit Präpariernadeln leicht zu durchtrennen). Gehäuftes Vorkommen bei gärungsdyspeptischen Vorgängen.

Schleim: Nur größere Mengen haben pathologische Bedeutung. Geringe Mengen in Form durchscheinender Flocken finden sich gelegentlich beim normalen Probediätstuhl (Gleitmittel). Dauerndes Vorkommen reichlicher Mengen kann bei Vorhandensein sonstiger Symptome für die Diagnose entzündlicher Prozesse im Darm verwertet werden.

Das Auftreten besonders geformter Schleimmassen mit eosinophilen Zellen bei der Colica mucosa ist bekannt (Supersekretion).

Eiter- und Blutbeimengungen finden sich bei geschwürigen Prozessen. *Reiner* Eiter kann dem Stuhl äußerlich anhaften und in dem verriebenen Stuhl auf dem schwarzen Teller linsenförmige, graugelbe Lachen bilden. (Ulceröse Sigmoiditis, Proktitis, Durchbruch von Eiterherden in den unteren Teil des Darmes. — Leukocyten aus höheren Abschnitten zerfallen, bevor sie im Kot auftreten.) Häufiger tritt der Eiter als *mit Eiterkörperchen durchsetzter Schleim* auf, der dann zweifelsfrei aus dem Darm selbst stammt (Dysenterie, Colitis, Neoplasmen, Lues).

Hellrote *Blut*beimengungen, die mit Eiter und Schleim vermischt sein können (Ulcerationen, Katarrhe), stammen gewöhnlich aus den unteren Darmabschnitten, während braun bis braunschwarz gefärbte oder teerfarbene Stühle (Umwandlung des Hämoglobins in Hämatin) auf Veränderungen in höheren Teilen hindeuten.

Gewebsfetzen, die bei destruierenden Prozessen nicht selten sind, können mit Bindegewebsresten aus der Nahrung verwechselt werden. Sie müssen mikroskopisch untersucht werden.

Mikroskopische Untersuchung des Probediätstuhles.

Sie geht von dem grobverrührten Stuhl aus und ist als eine Ergänzung des in dem vorangehenden Abschnitt Gesagten zu betrachten. *Bindegewebe* (für gewöhnlich schon makroskopisch von Schleim zu unterscheiden), kann in zweifelhaften Fällen durch Zusetzen eines Tropfens Essigsäure unter dem Deckglas sicher erkannt werden: beim Bindegewebe verschwindet die fädige Struktur, beim Schleim wird sie deutlicher. Bei der mikroskopischen Untersuchung des *Schleimes* ist in der Hauptsache auf den Gehalt an roten und besonders an weißen Blutkörperchen zu achten, der in etwa auf den Entzündungszustand der Darmschleimhaut schließen läßt. Die Unterscheidung zwischen Dünndarm- und Dickdarmschleim, die diagnostisch von Bedeutung wäre, kann nur in ganz seltenen Fällen getroffen werden, da der Dünndarmschleim in tieferen Abschnitten der tryptischen Verdauung anheimfällt. Die Annahme des Dünndarmursprungs ist nur in dünnflüssigen Stühlen gestattet, wenn die Schleimflocken bilirubinhaltig sind, der Schleim arm an Zellen ist, von denen fast nur noch die Kerne übrig sind, viele Bakterien und gelegentlich Muskelreste oder Nahrungsbestandteile enthält. Der Dickdarmschleim ist grobflockig, enthält von der Darmschleimhaut abgestreifte Zylinderepithelien, verschollte Leukocyten (mit Vakuolen) und Epithelien. Eine sichere Unterscheidung gestattet die Darmpatronenmethode, die noch zu erwähnen ist.

In der Hauptsache genügt die Anfertigung von *3 Deckglaspräparaten*.

Ein *erstes ungefärbtes* läßt ein Urteil über den Gehalt an *Muskelfasern* zu, die normalerweise nur spärlich auftreten und rundliche Ecken haben, während sie sich bei Trypsinmangel reichlich vorfinden, scharfe Ecken und die Querstreifung bewahrt haben (Kreatorrhöe).

Für das *zweite Präparat* wird ein Stuhlpartikelchen mit starker LUGOLscher Lösung (1,0 Jod, 2,0 Jodkali, 50,0 Aqua dest.) verrieben und mit starker Vergrößerung betrachtet. Die erhaltenen *Stärkereste* färben sich blau. Normalerweise finden sich nur sehr wenige fragmentierte Stärkekörner oder weinrote Reste nicht vollständig abgebauter Stärke (Erythrodextrin). Bei schlechter Kohlenhydratverdauung ist reichliches Auftreten von Stärke zu bemerken. Die freiliegenden Stärkereste sind diagnostisch wichtiger als die in unbeschädigten Cellulosehülsen liegenden, zumal wir bislang über die Celluloseverdauung noch nichts Endgültiges wissen, was um so mehr zu bedauern ist, da bei bestimmten dyspeptischen Störungen die Kohlenhydratverdauung weniger darniederliegt als die Celluloseverdauung. In dem Jodpräparat erscheinen bei gestörter Kohlenhydratverdauung neben den Stärkeresten regelmäßig *blaugefärbte Bakterien.* Es sind dies anaerobe Bakterien, welche Kohlenhydrate unter Buttersäurebildung zersetzen (Granulobacillus butyricus Grasberger), leptothrixartige Fadenbacillen und Kokken, die alle in ihrem Innern eine sich blaufärbende Substanz, die Granulose, enthalten.

Das *dritte Präparat* soll ein Urteil über den *Fettgehalt* gestatten.

Fettgehalt unter normalen Bedingungen: Vereinzelte, zerstreut liegende gelbe und weiße Kalkseifen, oft in Schollen- oder Kringelform mit geringem Glanz. *Kein nadelförmiges Fett!*

Fettgehalt unter pathologischen Bedingungen:
1. Magnesia- und Kalkseifen der Fettsäuren als zahllose kleine, plumpe oder längere, feine Krystalle in Haufen und Büscheln.
2. Freie Fettsäuren als lanzenartige, zierlich geschwungene Nadeln in Büschelform und als Fettsäuretropfen und -schollen. 1 und 2 kommen bei Resorptionsstörungen (S. 49), acholischen und Durchfallstühlen vor.
3. Neutralfett in Form von runden und unregelmäßig ausgezogenen Tropfen oder von Schollen: Butterstuhl. Bei Pankreaserkrankungen überwiegt das Neutralfett.

Überblick über den Gesamtfettgehalt: Auf dem Objektträger ein kleines Kotpartikelchen mit 1 Tropfen einer Sudanessigsäurelösung verreiben und erhitzen. Unter dem Deckglas erscheinen dabei die Fette, die sämtlich geschmolzen sind, als rote Tropfen. (Eisessig 90,0, 96proz. Alkohol 10,0, 1 Messerspitze Sudan III von GRÜBLER, Leipzig.)

Differentialdiagnose der Fette: Die *freien Fettsäuren* schmelzen beim vorsichtigen Erwärmen des Objektträgers zu Fettropfen und erstarren bei Abkühlung zu Schollen.

Die *Seifenkrystalle* schmelzen bei vorsichtigem Erwärmen des Objektträgers erst *nach* Zusatz von konzentrierter Essigsäure zu Fettsäuretropfen. Beim Erkalten ruckartiges Erstarren.

	Färbung der Fette mit:		
	Sudan III	Nilblausulfat	ZIEHLscher Lösung
Fettsäureseifen............	ungefärbt	—	—
Freie Fettsäuren: Schollen ..	rot	violett	intensiv rot
Freie Fettsäuren: Krystalle ..	ungefärbt	ungefärbt	ungefärbt
Neutralfette............	rot	rot	ungefärbt

(Sudan III in alkoholischer Lösung. Nilblausulfat [Badische Anilin- und Sodafabrik] in konz. wäßriger, sorgfältig filtrierter Lösung. Verdünnte ZIEHLsche Lösung.)

Für genauere Fettuntersuchungen empfiehlt sich die vorherige Verabfolgung der VON NOORDENschen Diabetiker-Haferkost als Probediät (250 g Hafermehl in Suppenform mit 300 g Butter eingerührt, in 5—6 Portionen über den Tag verteilt [SALOMON]).

Chemische Untersuchung des Probediätstuhles.

Die *Reaktion* des normalen Probediätstuhles ist gegen Lackmuspapier eine schwach saure oder schwach alkalische. Eine stärkere saure Reaktion spricht für das Vorhandensein abnormer Gärungen (Gärungsdyspepsie), eine ausgesprochen alkalische für überwiegende Fäulnis (Fäulnisdyspepsie). Im ersten Fall ist der Stuhl hellgelb, riecht nach Buttersäure und ist von zahlreichen Gasblasen durchsetzt, im letzteren dunkel und aashaft stinkend. Einen genaueren Einblick in die Zersetzungsvorgänge erhält man durch Anstellen einer Brutschrankprobe, deren Ausführungen mit Hilfe des bekannten STRASBURGERschen Gärröhrchens erfolgt und wohl als bekannt vorausgesetzt werden kann. Fällt die Probe positiv aus (so starke Gasbildung, daß das Steigrohr mindestens zur Hälfte mit Wasser gefüllt ist), dann liegt eine abnorme *Kohlenhydratgärung* vor (Nachgärung), wobei der Kot stärker nach Buttersäure riecht, seine Farbe heller und die Reaktion stark sauer geworden ist. *Eiweißfäulnis* liegt vor, wenn die Reaktion deutlich alkalisch, die Farbe dunkler geworden ist und der Stuhl stinkt. Der Gebrauch graduierter Gärungsröhrchen ist überflüssig.

Die Untersuchung der Faeces auf Eiweiß hat für die Zwecke der Praxis keinen Wert. Deshalb sei nur folgendes erwähnt: Von Eiweißkörpern enthält jeder Stuhl Nucleoproteid; dagegen findet sich gelöstes Albumin, das der Darm selbst liefert, fast nur bei entzündlichen und geschwürigen Prozessen des unteren Ileum und des Dickdarms. Will man genau ermitteln, wieviel und welche Eiweißart der Darm in den Kot liefert, dann muß einige Tage N-freie Kost gegeben werden, z. B. die Zuckerdiät von SALOMON und WALLACE. An Stelle der umständlichen chemischen Proben auf gelöstes Eiweiß genügt für gewöhnlich die Brutschrankprobe im STRASBURGER schen Gärröhrchen, weil gerade das gelöste Eiweiß das Substrat für die auftretende Fäulnis abgibt.

Die *Gallenfarbstoffe*, die normalerweise als Hydrobilirubin auftreten, erscheinen unter pathologischen Bedingungen, soweit sie durch die Faeces entleert werden, als Bilirubin. Jedoch beweist der Befund an sich nur eine zu geringe Einwirkungsdauer der intestinalen Reduktionsprozesse; wir dürfen aber auf Dünndarmstörungen schließen, wenn daneben im Probediätstuhl Gärung, Kreatorrhöe, mangelnde Stärkeverdauung und charakteristische Schleimflocken auftreten. Gallemangel, der bei Fettstühlen oft vorgetäuscht ist, kann einwandfrei durch die *Sublimatprobe* ermittelt werden: Von dem möglichst frischen Stuhl werden 1 bis 2 ccm in einem Uhrglasschälchen mit 15 ccm konzentrierter wässeriger Sublimatlösung verrieben und 4 Stunden im Brutschrank oder 24 Stunden bei Zimmertemperatur gehalten. Hydrobilirubin- und hydrobilirubinogenhaltige Teile erscheinen rot ($HgCl_2$-Hydrobilirubin), bilirubinhaltige grün (Biliverdin).

Allgemeine Beurteilung des Probediätstuhles.

Bei der Beurteilung der Untersuchungsergebnisse des Probediätstuhles, die in den voraufgehenden Abschnitten erörtert wurden, muß berücksichtigt werden, daß auch nach Probekost die Verdauungsprozesse bei verschiedenen Individuen keineswegs absolut gleich ablaufen, vielmehr ein geringes Abweichen von der Norm durchaus noch nicht in den Bereich des Pathologischen gehört. Eine *einmalige* Untersuchung kann also nicht in allen Fällen maßgebend sein, und aus einem einmaligen Auftreten von 2 bis 3 Muskelfasern oder dem Vorhandensein spärlicher Fettropfen im Präparat dürfen weitgehende diagnostische Schlüsse nicht gezogen werden. Bei kritischer Verwertung aber können die in den früheren Abschnitten zusammengestellten Einzelbefunde im Rahmen der übrigen Untersuchungsergebnisse die Diagnose weitgehend fördern.

Untersuchung auf okkultes Blut.

Von ausschlaggebender Bedeutung für die Diagnose und die weitere Behandlung von Geschwüren und Neubildungen im Verlauf des Darmkanals ist in vielen Fällen neben den anderen diagnostischen Zeichen die Erkennung *okkulter Blutbeimengungen* zum Stuhl. Der Wert dieser Reaktion, die natürlich erst angestellt werden darf, wenn seit dem letzten Fleischgenuß bereits mehrere Stuhlentleerungen erfolgt sind (Fleischkarenz von 3 bis 4 Tagen), dürfte wohl allgemein feststehen, über die Methodik ist aber einiges zu sagen. Zum Nachweis des Blutfarbstoffs kann man sich entweder der Spektroskopie, wohl der zuverlässigsten, in der Praxis aber nicht üblichen Methode bedienen, oder einer der indirekten katalytischen Proben. Letztere beruhen auf der Fähigkeit des Blutfarbstoffes, oxydierbare Substanzen wie die Guajaconsäure des Guajacharzes, Benzidin, Phenolphthalein bei Gegenwart von Sauerstoff in statu nascendi in höhere Oxydationsstufen überzuführen, die charakteristische Farbreaktionen geben. Was zuerst die Spektroskopie anlangt, so ist es vor nicht allzu langer Zeit gelungen, diese Methode, die allein den Blutfarbstoff selbst nachweist, genügend zu verfeinern. (Das Hämatin wird durch Reduktion mit 50proz. Hydracinhydratlösungen in Hämochromogen überführt, BISCHOFF.) Dabei entgeht aber ein Teil des Blutfarbstoffs, der im Darm zu eisenfreiem Porphyrin abgebaut wird, der Prüfung (SNAPPER). Versetzt man einen Acetonauszug des Faeces mit 10% Salzsäure und gibt Äther zu, dann geht Hämatin in die Ätherschicht über, in der unteren Salzsäureschicht aber läßt sich das charakteristische zweibandige Porphyrinspektrum nachweisen. Die Probe scheint auch besonders geeignet zu sein, zwischen Hämorrhoidal- und dem aus höheren Darmabschnitten stammenden Blut zu unterscheiden. Für dieses immerhin eine relativ teure Apparatur erfordernde Verfahren bieten die *Oxydasereaktionen* einen gleichwertigen Ersatz. Zwei Proben dürften besonders empfehlenswert sein: Die Benzidinprobe nach GREGERSEN in der Modifikation von BOAS und die *Chloral-Alkohol-Guajacprobe* (C.-A.-G.-Probe) von BOAS. Die alte Webersche Guajacprobe ist als nicht genügend scharf aufzugeben. Die GREGERSENsche Benzidinprobe ist soweit abgestumpft, daß sie bei lactovegetabilischer Kost im normalen Kot keine positive Reaktion gibt. Stärkere Blutungen sind von schwächeren leicht durch die Schnelligkeit des Reaktionseintritts und die auftretende Grün- bis Blaufärbung zu unterscheiden. Selten entgehen minimale, aber noch pathologische Blutungen dabei dem Nachweis. Fällt die Benzidinprobe bei klinischem Verdacht auf ulcerierende Prozesse wiederholt negativ aus, so ist eine Kontrolle durch die Chloral-Alkohol-Guajacprobe, die nach ausgedehnten Untersuchungen von BOAS die feinste Blutprobe ist und auch die SCHUMMsche übertrifft, anzustellen und deren positiver Ausfall als beweisend für einen Blutgehalt der Faeces anzusprechen. Pflanzliche Oxydationsfermente (in chlorophyllhaltigem Gemüse und Weizengrieß) können nur unter ganz außergewöhnlichen Umständen einen positiven Ausfall vortäuschen, da sie wesentlich empfindlicher gegen Kochen und gegen Mineralsäuren sind als das Hämatin und im Darmkanal durch Reduktasen nahezu ganz zerstört werden. Die Verwechslungsmöglichkeit pflanzlicher Oxydasen mit dem Hämatin dürfte deshalb nicht sehr naheliegend sein.

Ausführung der Gregersenschen Benzidinprobe nach Boas: Zur Vereinfachung der Reaktion hat BOAS Benzidin-Tabletten (MERCK) in den Handel gebracht. Sie enthalten 0,05 g Benzidin. puriss. MERCK und 0,2 g Bariumsuperoxyd und werden in 10 ccm 50proz. Essigsäure gelöst (mit Glasstab zerdrückt und zerrieben). 3—6 Tropfen der Lösung oder ihres Filtrates setzt man zu einem hanfsamengroßen Stuhlpartikelchen, das mit einem Streichholz auf einem Objektträger, Porzellanschälchen oder einem kleinen Kartonpapier verrieben ist. Bei positiver Reaktion tritt nach wenigen Sekunden, spätestens nach 2 Minuten, eine grün- bis tiefblaue Färbung auf. Die *Benutzung der Tabletten* ist sehr empfehlenswert und schließt manche Fehler aus; der einzige Nachteil ist ihre relativ große Brüchigkeit.

Ausführung der Chloral-Alkohol-Guajacprobe: Man streicht ein linsengroßes Stuhlpartikelchen auf einem Porzellanschälchen fein aus, setzt ein Gemisch von 2 ccm 70proz. Chloralalkohol und 10 Tropfen Eisessig zu, schüttelt und läßt 5—10 Minuten stehen. Dann gießt man den Chloralalkoholextrakt in ein trockenes Reagensglas mit einigen Körnchen von fein pulverisiertem Guajacharz und setzt 20 Tropfen einer 3proz. Wasserstoffsuperoxydlösung zu. Beim Umschütteln tritt bei Blutanwesenheit fast sofort Blaufärbung auf (Gelb- und Grünfärbung sind nicht beweisend). Die Schärfe der Probe liegt bei $1/3-1/2\%$ Blutgehalt.

Funktionsdiagnostik mittels Darmpatrone und Darmschlauch.

Durch die Einfügung dieses Abschnitts möchte ich besonders einem mir wiederholt ausgesprochenem Wunsch nach einer kurzen orientierenden Übersicht der vorliegenden Resultate nachkommen. (Ausführliches s. v. D. REIS in ABDERHALDEN: Hdbch. d. biol. Arbeitsmethoden, 2. Aufl., Abtlg. IV, 6/I, S. 621 und in BRUGSCH-SCHITTENHELM: Klin. Laboratoriumstechnik, 2. Aufl., III. Bd.) Das Verfahren ermöglicht es, in jeder Phase der Verdauung aus jedem beliebigen Darmabschnitt Inhalt zu entnehmen und Medikamente direkt dorthin zu bringen. Benötigt werden

1. ein dünner Druckschlauch, dessen Wand mit Zirkonoxyd imprägniert ist, daher im Röntgenbild Schatten gibt,
2. eine Darmpatrone (zur bakteriologisch sterilen Entnahme),
3. eine relativ schwere Olive.

Die Funktionsdiagnostik erstreckt sich in erster Linie auf den Dünndarm, über dessen Zustand die Faecesuntersuchung nur ganz bedingte Resultate liefert. Einige kurze theoretische Bemerkungen dürften hier am Platze sein. Es hat sich herausgestellt, daß die *aktuelle Reaktion* im ingestafreien Dünndarm beim Gesunden im Mittel $p_H = 6,28$ im oberen, $p_H = 6,46$ im mittleren und $p_H = 6,79$ im unteren Abschnitt beträgt. Diagnostisch wichtige Abweichungen von der Norm finden sich hauptsächlich bei bestimmten Durchfallkrankheiten, über die weiter unten noch zu sprechen ist. Die Bestimmung der aktuellen Reaktion, die — nebenbei gesagt — auch Rückschlüsse auf die Sekretion des Darmsaftes zuläßt, kann mit Hilfe der MICHAELISschen Indicatoren vorgenommen werden. Der Dünndarm beherbergt eine wohlorganisierte, *obligate Keimbelegschaft*, die von oben nach unten an Zahl bedeutend zunimmt. In den oberen Abschnitten finden sich normalerweise grampositive Milchsäurekeime (Stäbchen und Kokken), erst in den mittleren treten gramnegative Coli-Aerogeneskeime dazu. Das heißt mit anderen Worten: in den oberen Partien überwiegen die reinen Kohlenhydratvergärer, die kein Gas bilden, weiter unten kommen Keime dazu, die unter Gasbildung *je nach Reaktion des Gärguts* Eiweiß und Kohlenhydrate angreifen. Änderungen in der Verteilung der Mikroben und Auftreten darmfremder Arten *stören den normalen Ablauf der Verdauung*. Der *Fermentnachweis* mittels der Schlauchmethoden gestaltet sich äußerst einfach (s. u.). Ohne auf alle technische Einzelheiten eingehen zu wollen, sei nur erwähnt, daß der abends verschluckte Schlauch am Morgen den Pylorus ohne besondere Manipulationen überschritten hat. Die weitere Passage ist vor dem Durchleuchtungsschirm zu verfolgen. Auf diese Weise ist die Ortsbestimmung leicht vorzunehmen. Das Messen der verschluckten Schlauchlänge ist zu verwerfen, da sich gezeigt hat, daß der Dünndarm *weit* kürzer ist, als bisher angenommen wurde. (Die Gesamtlänge des Verdauungskanals vom Mund bis zum Anus beträgt 2,30 bis 2,70 m + Abkürzungslänge. v. D. REIS und SCHEMBRA.)

Für praktische Zwecke genügen folgende Untersuchungen der gewonnenen Inhaltsproben:

1. Anlegen eines Deckglaspräparates (evtl. Zusatz von LUGOLscher Lösung).
2. Gram-Präparat.
3. Evtl. Einschicken von Darminhaltsproben zur bakteriologischen Züchtung.
4. Gärröhrchenprobe (Einimpfung von 2—4 Ösen Inhalt aus dem *oberen* Abschnitt in ein Gärröhrchen mit Traubenzuckerbouillon). Milchgärprobe (Einimpfung von 2—4 Ösen in ein Röhrchen mit steriler Magermilch).
5. Bestimmung der aktuellen Reaktion für gewisse Untersuchungen.
6. Fermentnachweis.

Die Inhaltsentnahme wird bei ingestafreiem Dünndarm vorgenommen.

Normalerweise findet sich im *Deckglaspräparat* ein sehr geringer Gehalt an Blutkörperchen, Krystallen, Cholesterintafeln. Bei Entzündungen des Darms nimmt besonders die Zahl der Blutkörperchen zu. Über die wichtigen Rückschlüsse auf Erkrankungen der Leber, der Gallenwege und des Pankreas nach Anwendung des STEPPschen Versuches und des Ätherreizes nach KATSCH siehe die betreffenden Kapitel in dem vorliegenden Buch.

Das *Grampräparat* von Inhaltsausstrichen des oberen Abschnittes zeigt spärliche blaue Stäbchen und Diplokokken, das des mittleren vereinzelte rote Stäbchen neben den blauen Keimen und das des unteren reichlich Gramnegative. Das Auftreten fremder Arten ist als pathologisch zu werten.

Bei der *Gärröhrchenprobe* bildet sich nach 24 Stunden kein Gas und in der *Milchgärprobe* ist die Milch glatt geronnen. Tritt Gasbildung auf oder ist der geronnene Kuchen von Gasblasen durchsetzt, so weist das auf Vorhandensein von Gasbildnern, meistens Colikeimen, in den oberen Abschnitten hin.

Abweichungen der *aktuellen Reaktion* von den oben genannten Werten gehen meistens mit Störungen in der Sekretion des Darmsaftes und der Bakterienbesiedlung einher und finden sich z. B. bei der endogenen Infektion des Dünndarms (s. u.).

Der *Fermentnachweis* erstreckt sich für unsere Zwecke nur auf Diastase, Lipase, Trypsin. Die quantitativen Methoden lasse ich unerwähnt.

Diastase: Zu einer dünnen, alkalischen Stärkekleisterlösung, die mit 1 proz. Thymollösung versetzt ist, gibt man einige Tropfen Darminhalt, läßt das Röhrchen 8 Stunden bei 37° C digerieren und prüft mit einer der bekannten Reduktionsproben.

Lipase: Milch wird im Reagenzglas mit einigen Tropfen Darminhalt, Chloroform und Lackmustinktur versetzt und schwach alkalisch gemacht. Das Gemisch wird auf 2 Röhrchen verteilt und eins davon bis zum Kochen erhitzt. Dann Bebrütung beider 3—4 Stunden bei 37° C. Bei Vorhandensein der Lipase tritt in dem nichtgekochten Röhrchen Rotfärbung auf, während in dem gekochten die Blaufärbung erhalten bleibt.

Trypsin: Einige Tropfen Darminhalt (mit einer Spur 1 proz. Carbolsäurelösung versetzt) gibt man auf Gelatineschrägröhrchen und beobachtet den Eintritt der Dellenbildung bei Vorhandensein des Fermentes.

Der *direkte Fermentnachweis im Darminhalt* ist der Untersuchung im Stuhl überlegen, weil die Fermente bei der Passage durch den Darm verschwunden sein oder aber Darmbakterien mit lipolytischem und tryptischem Vermögen das Vorhandensein der entsprechenden Fermente vortäuschen können. Die Feststellung des Fehlens aller oder einzelner Fermente ist natürlich für die Erkennung und Behandlung der Verdauungsstörungen von besonderer Bedeutung.

Die **Funktionsdiagnostik bei pathologischen Zuständen** ergibt nun charakteristische Bilder, von denen hier einige kurz skizziert werden sollen. Besonders bei Durchfallkrankheiten, die man als Gärungs- oder Fäulnisdyspepsie bezeichnet, die ich aber unter dem Namen *endogene Infektion des Dünndarms* zusammenfaßte, ist dies der Fall. Gärungs- und Fäulnisdyspepsie sind nach den Untersuchungen der Schlauchmethode nicht mehr als abgerundete Krankheitsbilder anzusehen, sondern charakterisieren nur die *Art* der intestinalen Zersetzungsvorgänge, die durch eine veränderte und in ihrem Gleichgewicht gestörte intestinale Bakterienbesiedlung hervorgerufen werden. Dementsprechend findet sich bei der Funktionsprüfung u. a.:

Deckglaspräparat: Vermehrter Zellgehalt, Schleim.

Grampräparat: In den oberen Abschnitten wenige Grampositive, *zahlreiche Gramnegative.*

Kultur: Coli. Wenige, häufig keine Milchsäurekeime.

Gärröhrchenprobe: Reichlich Gas.

Milchgärprobe: Die geronnene Milch ist von zahlreichen Gasblasen durchlüftet.

Aktuelle Reaktion: Verschiebung nach der sauren oder alkalischen Seite.

Fermente: meistens unverändert.

Der Charakter der Stühle: Gärungsstuhl — dabei Verschiebung der Reaktion nach der sauren Seite — oder Fäulnisstuhl — dabei Verschiebung nach der alkalischen Seite — ist lediglich abhängig von den Umsetzungsprozessen der ascendierten Colikeime. Diese verursachen nämlich je nach Zuckergehalt und Reaktion des Mediums Kohlenhydratgärung oder Eiweißfäulnis.

Bei der Funktionsprüfung des Darms ist weiterhin besonders auf das *Auftreten darmfremder Keime* im Grampräparat zu achten. So fanden sich bei unklaren Krankheitszuständen, die mit Schmerzen im Oberbauch, Durchfällen, Gewichtsabnahme einhergingen und am ehesten als kryptogenetische, sekundäre Anämien imponierten, Ansiedlungen *hämolytischer Streptokokken im Ileum*. Die Stühle, die bei diesen Streptokokkenerkrankungen gelegentlich durchfällig sind, weisen keine Besonderheiten auf, die für die Diagnose von Bedeutung sind. Auch Ansiedlungen von *Tetanusbacillen im Coecum* können anämische Krankheitsbilder hervorrufen, die sich mit anderen Methoden nicht diagnostizieren lassen. Die Mitbeteiligung des Dünndarms bei der *Anaemia perniciosa* ist ebenfalls durch Feststellung einer veränderten Bakterienvegetation sichergestellt. Wir stehen hier am Beginn der Erforschung enteraler Autointoxikationen (MORAWITZ). Daß der verfeinerte Fermentnachweis, der entgegen der gewöhnlichen Ansicht oft nur den Ausfall einzelner Enzyme ergibt, für die exakte Diagnose von Pankreaserkrankungen von Wichtigkeit und berufen ist, die Ursache mancher „Darmfunktionsstörungen" aufzudecken, sei noch erwähnt. In dieser Richtung liegt auch die Erforschung enteraler Resorptionsstörungen, z. B. von Fett bei Vorhandensein von Lipase.

Im ganzen genommen gewährt das geschilderte Verfahren einen tieferen Einblick in die normalen und pathologischen Funktionen des Dünndarms, als es die Untersuchung der Faeces gewähren kann.

Anhang:

Eine wichtige Aufgabe bei der Erkennung von Funktionsstörungen des Darmes, in erster Linie des Dickdarms, fällt der *Röntgenuntersuchung* zu. Entsprechend dem Zwecke dieses Buches erwähne ich sie aber nur anhangsweise.

Das Obstipationsproblem ist dabei in erster Linie zu nennen. Es hat sich gezeigt, daß man nach den Röntgenbildern in topographischer Beziehung 4 Formen der Obstipation unterscheiden kann (v. NOORDEN):

1. *Ascendenstyp* (Stauung im Coecum, Colon ascendens und oft im Anfangsteil des Colon transversum).

2. *Hypokinese des ganzen Dickdarms* (= hypoperistaltische Obstipation ohne wesentlichen spastischen Einschlag). Dabei findet sich eine gleichmäßige Verzögerung der Kotpassage.

3. *Dyskinetisch-spastische Form* (= hypoperistaltische Obstipation mit starkem hyperspastischem Einschlag). Spielt sich im Querdarm ab und weiter abwärts bis zum Sigma.

4. *Dyschezie* (= Proktostase). Primäre Kotstauung im Rektum.

Der radiologische Nachweis von Spiegelbildungen im Dünndarm sei nur erwähnt. In Verbindung mit den klinischen Symptomen und der Beschaffenheit der Faeces hat die Radiologie unsere Kenntnisse über alle diese Fragen grundlegend gefördert.

Leber.

Von

G. LEPEHNE - Königsberg.

Dieses Thema habe ich ausführlich in meiner Monographie: „Die Leberfunktionsprüfung, ihre Ergebnisse und ihre Methodik" sowie in dem Abderhaldenschen Handbuch der biologischen Arbeitsmethoden behandelt. Da inzwischen weitere Arbeiten über dieses Gebiet veröffentlicht sind, möchte ich diese Zusammenfassung zugleich als Ergänzung meiner Abhandlungen ansehen. Unser Bestreben muß dahin gehen, die verschiedenen Funktionen der Leber gesondert nachzuprüfen. Haben doch vielfach Beobachtungen erwiesen, daß eine erkrankte Leber nur Störungen gewisser Partialfunktionen aufzuweisen braucht, während andere Funktionen mehr oder weniger ungestört ablaufen. Nur so kann man beginnende oder latente Erkrankungen dieses Organs richtig erkennen und sein therapeutisches Handeln[1] danach richten.

Zuckerstoffwechsel der Leber. Die ältesten Funktionsprüfungen beziehen sich auf den Zuckerstoffwechsel der Leber. *Alimentäre Belastungsproben mit* Glykosegaben führten nicht zum Ziel. Erst der Vorschlag von H. STRAUSS, *Lävulose* zu verwenden, zeitigte brauchbare Ergebnisse, da Lävulosurie fast nur bei Leberkranken, aber in der Regel nicht bei Lebergesunden beobachtet wurde. HOHLWEG, der sich besonders ausführlich mit der Lävuloseprobe beschäftigte, schlug vor, statt der von STRAUSS empfohlenen 100 g Lävulose abgestufte Dosen von 100, 75, 50 und 25 g zu geben. Er hatte nämlich folgende Resultate: Schon nach 50 g Lävulose war der Ausfall positiv beim Icterus catarrhalis und beim Ikterus durch Steinverschluß und bleibt auch noch vier Wochen nach Abklingen der Gelbsucht positiv, selbst wenn der Verschluß des Choledochus ein partieller war (LIPPMANN). Demgegenüber

---

[1] Z. B. Unterbrechung einer Salvarsankur; Vermeidung einer Chloroformnarkose usw.

scheiden Fälle von Stauungsikterus, die durch Tumoren bedingt sind, erst bei Gaben von 75 oder 100 g Lävulose Zucker in geringer Menge aus. Dies verschiedene Verhalten des Steinikterus und Tumorikterus dürfte differentialdiagnostisch verwertbar sein. Auch Lebercirrhosen geben meist positive Lävulosurie, jedoch sollen sie sich ebenso wie Leberlues nach Hohlweg je nach dem Stande der Krankheit verschieden verhalten von stärkster Toleranzverminderung (positiver Ausfall mit 25 g) bis zu fast negativem Verhalten; negativ fällt die Probe aus bei unkomplizierter Cholelithiasis, Lebertumoren, Echinokokkus, Stauungsleber, hämolytischem Ikterus, perniziöser Anämie. Frey sowie Wörner und Reiss betonen, daß die Ausscheidung der Lävulose quantitativ zu verfolgen sei, da sonst zu viel positive Resultate erhalten werden. Frey betrachtet 0,1 als Grenzwert, Wörner und Reiss halten Werte unter 0,1 für normal, von 0,1—0,7 für zweifelhaft, über 0,7 für sicher pathologisch. Zu beachten ist, daß sich alimentäre Lävulosurie häufiger auch bei Infektionskrankheiten findet und in unbedeutendem Maße auch bei Lebergesunden in 10—15% eintreten kann. Wichtig ist Schirokauers Angabe, daß eine gleichzeitige Nierenerkrankung das Zustandekommen der Lävuloseausscheidung verhindert. Hängt doch nach Hétényis Untersuchungen das häufigere Auftreten von alimentärer Lävulosurie gegenüber der seltenen Glykosurie nicht von einer besonderen Stellung der Lävulose zur Leber, sondern von einer leichteren Durchlässigkeit der Nieren für Lävulose ab.

Technik: 100 g Lävulose Schering in 200 ccm Tee oder Kaffee (evtl. Zusatz einiger Tropfen Extr. Strychni und Extr. Condurango fluid. aa. gegen das Erbrechen) morgens nüchtern. Der vorher gelassene sowie der Urin der nächsten 3 mal 2 Stunden wird mittels der Seliwanoffschen Lävulosereaktion untersucht: wenige Kubikzentimeter Harn mit gleicher Menge 25 proz. Salzsäure und einigen Krystallen Resorcin versetzt. Nach kurzem Kochen Rotfärbung und Bildung eines in Alkohol löslichen braunroten Niederschlags. Stark ikterischer Urin kann vorher kurz mit Tierkohle entfärbt werden. Bei positivem Ausfall wenn möglich, qualitative Messung mittels Polarisation, wobei die abgelesenen Teilstriche mit 0,57 zu multiplizieren sind. Etwaige Wiederholung der Probe mit 75 oder 50 g Lävulose. Nach Meyer-Bisch und Stern tritt die Lävuloseausscheidung mitunter erst im weiteren Verlaufe des Versuchstages oder erst am folgenden Tage auf, so daß man vielleicht besser den Urin 12 Stunden lang in 2 Portionen von je 6 Stunden sammelt (Reiss). Eingetretene Durchfälle beeinträchtigen das Resultat der Probe.

Sicherer als mit der Lävuloseprobe lassen sich differentialdiagnostische Schlüsse über die Natur eines Ikterus mittels der für die Praxis sehr zu empfehlenden, bewährten *Galaktoseprobe* nach R. BAUER ziehen. Sie ergibt stark positiven Ausfall bei Icterus catarrhalis, septicus, lueticus in nahezu 100% bis 2 Wochen nach Abklingen der Gelbsucht, also bei Erkrankung des Leberparenchyms [Hepatitis][1]. Dagegen negativen Ausfall bei allen Formen des Stauungsikterus, mag er durch Stein oder Tumor bedingt sein; ferner beim hämolytischen Ikterus. Führt man die Lävulose- und Galaktoseprobe bei demselben Kranken (mit 2 Tagen Zwischenraum) aus, so läßt sich etwa folgendes differentialdiagnostisches Schema eines bestehenden oder bereits abgeklungenen Ikterus aufstellen: Galaktose +, Lävulose +: Icterus catarrhalis, sept., luet.; Galaktose —, Lävulose +: Stauungsikterus durch Stein; Galaktose —, Lävulose —: Stauungsikterus durch Tumor, hämol. Ikterus. Von sonstigen Lebererkrankungen zeigen die Lebercirrhose und die Leberlues wechselnden Ausfall (je nach dem Stande der Degeneration und Regeneration), negative Resultate die Cholelithiasis, circumscripte Lebererkrankungen (Tumormetastasen, selbst erheblichen Umfanges), Stauungsleber. Wichtig ist, daß die Probe auch positiv ausfällt bei Morbus Basedow, Neurasthenie und Habitus asthenicus, sowie daß Nierenerkrankungen auch diese Probe beeinträchtigen (KAHLER und MACHOLD).

Technik: 40 g Galaktose KAHLBAUM oder MERCK[2]) in 200—300 ccm Tee oder Kaffee morgens nüchtern. Urin der nächsten 12—24 Stunden in 6-Stunden-Portionen wird, soweit Nylander positiv, polarisiert. Die abgelesene Zahl wird mit 0,7 multipliziert. Meist ist die Ausscheidung in 6 Stunden beendet, in denen der Patient am besten nüchtern bleibt. Nach R. BAUER jedoch kann sich bei Cirrhosen die Zuckerausscheidung über 24 Stunden erstrecken, weshalb also auch der Urin des nächsten Tages in solchen Fällen noch zu untersuchen ist. *Als positiv bezeichnet man eine Ausscheidung von über 3 g Galaktose; Werte von 2—3 g gelten als zweifelhaft.*

Neuerdings wird empfohlen, an Stelle der Zuckerausscheidung im Urin den *Anstieg des Blutzuckers zu kontrollieren*. Alle oral gereichten Zuckergaben erhöhen bei Leberkranken den Blutzucker in stärkerem Maße als bei Lebergesunden. HÉTÉNYI fand bei Leberkranken 50 Minuten nach Einnahme von 100 g *Dextrose* den hyperglykämischen Quotienten (Blutzucker nach Zuckergabe : Blut-

---

[1]) Vgl. LEPEHNE: Klin. Wochenschr. Nr. 23. 1926. R. BAUER: Med. Klin. Nr. 41. 1926.
[2]) R. BAUER empfiehlt jetzt nur die billige, chemisch reine Galaktose der Firma Gedeon Richter A.-G. Budapest zu verwenden, die in Versuchspaketen zu 40 g in den Handel kommt.

zucker vor Zuckergabe) höher als 1,4. Niedrigere Werte sprächen gegen Leberinsuffizienz. BAUDOUIN setzte den Quotienten auf 1,35, FRANK auf 1,6. Vielfach wird aber betont, daß die Resultate nach alimentärer Dextrosezufuhr zu wechselnde seien und keine sicheren Schlüsse auf eine Störung der Zuckerstoffwechselfunktion der Leber ziehen lassen (OFFENBACHER und HAHN, SCHWAB, TACHAU, STAUB, MEYER-BÖRNEKE, ALBERTONI, KAHLER und MACHOLD u. a.). Von englischer Seite wurde empfohlen, 30—50 g *Lävulose* zu geben, worauf nur bei Leberkranken ein Anstieg der Blutzuckerkurve erfolge (MC LEAN und DE WESSELOW, SPENCE und BRETT). Mit dieser Methode fanden E. ADLER und L. STRAUSS die höchsten Blutzuckerwerte bei Icterus catarrh., die geringsten bei Stauungsikterus, mittlere bei luetischem und Salvarsanikterus. FINKELSTEIN, REUBEN und DANNENBERG sahen allerdings nach 50 g Lävulose Blutzuckeranstieg auch bei Kranken ohne Leberstörung. Nach TALLERMANN, dem andere amerikanische Autoren beistimmen, ist diese Lävuloseprobe nur dann als positiv anzusprechen, wenn 1—2 Stunden nach der Zuckergabe der Blutzuckerspiegel 135 mg-% erreicht und mindestens 30 mg gestiegen ist. Der Vorschlag von KAHLER und MACHOLD, den Blutzucker eine Stunde nach 40 g *Galaktose* zu untersuchen, wurde von KÄHLER und von NOAH nachgeprüft. Die Grenze zwischen einem normalen und einem krankhaften Blutzuckeranstieg läßt sich nicht zahlenmäßig festlegen. Es ist die absolute Höhe des Blutzuckeranstiegs (der hyperglyk.-Quotient) und der Verlauf der glykämischen Reaktion (die Blutzuckerkurve) zu beachten. Bei Lebergesunden geht die Blutzuckersteigerung kaum über die normale Blutzuckergrenze von 110 mg-% hinaus (Quotient 1,15—1,72). Leberparenchymerkrankungen zeigen hohen Anstieg und protrahierte Kurven, mechanischer Ikterus leicht pathologische Reaktion, circumscripte Lebererkrankungen normale Reaktion. Besonders bei den Lebercirrhosen und bei Leberlues erweist sich die Blutprobe feiner als die Prüfung auf Galaktosurie.

Technik nach NOAH: Morgens Blutentnahme beim nüchternen Patienten. Eingabe von 40 g Galaktose in 300,0 Kaffee. Blutproben nach 30, 60, 90, 120 Minuten. Blutzuckerbestimmungen nach HAGEDORN und JENSEN im Capillarblut. Zugleich Urinuntersuchung wie oben. Positiver Ausfall auch bei BASEDOW und pankreatogenen Störungen.

Kurz sei erwähnt, daß versucht wurde, Störungen des Zuckerstoffwechsels der Leber unter Benutzung des *Phlorrhizins* festzustellen.

J. BAUER und KERTI, MENDEL, G. ROSENOW konnten zeigen, daß Leberkranke in der Regel eine sehr starke und auffallend verlängerte Glykosurie auf kleinste Phlorrhizingaben aufwiesen. Da aber auch fiebernde Kranke, sowie Patienten, die vorher eine Kohlenhydratgabe von 25 g Brot erhielten, eine besondere Überempfindlichkeit gegen Phlorrhizin haben (DÜNNER), läßt sich auf Grund der bisherigen spärlichen Beobachtungen kein Schluß auf eine praktische Verwertbarkeit dieser Probe ziehen. Neuere Untersuchungen von SCHILLING und GRÖBEL haben gezeigt, daß nur Ikteruskranke, nicht aber andere Leberkranke eine erhöhte Phorrhizinempfindlichkeit aufweisen.

Die Prüfung der Eiweißstoffwechselfunktion der Leber bietet uns bisher keine einfach ausführbare Methode. HÉTÉNYI prüft auf eine Insuffizienz der Harnstoffausscheidung mittels Zufuhr von Ammoniumcitrat, das bei Leberkranken verzögert, bei Lebergesunden und beim mechanischen Stauungsikterus prompt in 24 Stunden als Harnstoff ausgeschieden wird. Weiterhin kommen in Frage: quantitative Bestimmung der ausgeschiedenen Aminosäuren sowie des Verhältnisses des Aminosäure-N zum Gesamt-N des Urins (funktioneller Leberquotient nach LABBÉ und BITH), des Aminosäuregehaltes des Blutes (LABBÉ und BITH) und des Rest-N der Franzosen, d. h. Gesamtrest-N — Harnstoff-N. Alle diese Methoden sind nur im chemischen Laboratorium ausführbar und geben außerdem keine sicheren Resultate. Ein Ersatz der chemischen Titrierung durch Anwendung von MILLONS Reagens im Urin ist nach den Untersuchungen von LEPEHNE und BANDISCH nicht möglich. Verwertbarer, aber auch nur im chemischen Laboratorium ausführbar sind Belastungsproben mit Aminosäuren nach GLÄSSNER (Glykokoll, Alanin, Gelatine nach KINNBERG). Es findet sich alimentäre Hyperaminoacidurie bei Erkrankungen, die das Leberparenchym diffus treffen.

Zur Prüfung der Eiweißstoffwechselfunktion der Leber gehört auch die *Bestimmung des Blutfibrinogengehaltes*, da die Leber die Bildungsstätte des Fibrinogens sein soll (FULL). Einige neuere Arbeiten liegen von ISAAC-KRIEGER und HIEGE, KISCH, MC LESTER, WELTMANN und NEUMAYER, A. ADLER vor, die zeigen, daß der Fibrinogengehalt des Blutes bei Erkrankungen des Leberparenchyms vermindert sein kann. Diagnostisch bemerkenswert ist die von A. ADLER bestätigte Beobachtung von ISAAC-KRIEGER, daß akute Leberatrophie eine besonders starke Verminderung des Blutfibrinogens aufweist. Dauernd erhöhte Werte sprechen gegen Parenchymerkrankung.

Hier anschließend sei die *Widalsche hämoklasische Krise* kurz besprochen. WIDAL und seine Mitarbeiter glauben, daß diese Reaktion auf mangelhafter Aufspaltung und fehlender Zurückhaltung der vom Darm der Leber zuströmenden Eiweißprodukte beruhe (Störung der proteopektischen Funktion der Leber). Über diese Probe liegt bereits eine so ausführliche Literatur vor, daß es sich erübrigt, genauer hierauf einzugehen. Das Urteil über

den Wert der Probe ist geteilt (ausführliche Literatur s. bei LE-
PEHNE, ENGELMANN, ISAAC). Überblickt man die neuerdings er-
schienenen Angaben, so finden sich nur wenige Autoren, die diese
Probe als Leberfunktionsprüfung mehr oder weniger anerkennen
(NUSSBAUM, RÖSLER, JUNKERSDORF, MORAWITZ, DÜTTMANN).
Die Mehrzahl in- und ausländischer Forscher lehnt den „Leuko-
Widal" ab (WEILBAUER, FRAMM, STRANSKY und LANGER, E. F.
MÜLLER, STAHL, ZEHNTER, BROWN, WORMS, EINHORN und LA-
PORTE u. a.). Sichergestellt ist, daß der Leukocytensturz nach
Einnahme von 200 g Milch auf einer Blutverschiebung beruht, die
auch durch Reize von der Haut aus zustande kommen kann
und auf vagotonische Einflüsse zurückzuführen ist (s. besonders
die Arbeiten von GLASER). Allerdings glauben ADELSBERGER und
ROSENBERG, daß die von ihnen nach 200 g Milch beobachtete
Herabsetzung der Oberflächenspannung des Blutes, Zunahme der
Fällbarkeit des Plasmas und Beschleunigung der Blutkörperchen-
senkung nur bei Leberkranken als Zeichen von Eiweißübertritt
in das Blut eintrete. Auch WIECHMANN und SCHRÖDER haben die
Senkungsgeschwindigkeit nach Milchgaben bei Leberkranken,
wenn auch nicht regelmäßig, beschleunigt gefunden, während
ENGELMANN auch mit dieser Methode keine brauchbaren Resultate
erzielte. A. ADLER fand teils beschleunigte Senkungsgeschwindigkeit, nach Milchgabe abfallend (Icterus luet., gewisse Formen
von Lebercirrhose), teils verlangsamte Senkungsgeschwindigkeit,
nach Milchgabe zunehmend (Icterus catarrh.). Auch KLOPSTOCK will
den Icterus catarrh. und den Icterus luet. mittels der Senkungs-
reaktion unterscheiden: beim ersteren verlangsamte oder normale,
beim letzteren beschleunigte Reaktion. *Jedenfalls ist die Leuko-
cytenzählung allein entgegen den auch heute wieder vorgebrachten
Behauptungen WIDALS wohl nicht als Leberfunktionsprüfung verwendbar*; ebensowenig die Messung des Blutdrucks, der zu große
spontane Schwankungen aufweist.

Funktion der Leber im Wasserstoffwechsel. In letzter Zeit
wurden einige Versuche, die Funktion der Leber im Wasserstoffwechsel nachzuprüfen, veröffentlicht. Auf die theoretischen Vor-
aussetzungen, die sich auf die Arbeiten von MOLITOR und PICK,
PICK und WAGNER stützen, kann hier nicht eingegangen werden.
Praktisch zeigten die Wasserversuche A. ADLERS (morgens nüchtern 1000 ccm Tee, Urin in $1/_2$-Stunden-Portionen auf Menge und

spez. Gewicht untersuchen), daß bei leichterem Icterus simpl. und bei Cholelithiasis der Versuch normal ausfällt, bei schwerer Leberstörung, so auch bei Tumormetastasen, sich eine schlechte Wasserausscheidung und geringe Konzentrationsfähigkeit findet. Diese einfache Untersuchungsmethode, die noch durch Zählung der Erythrocyten vervollständigt werden kann, um den Ablauf der bei Leberkranken verlängerten Hydrämie (Absinken der Zahlen) zu verfolgen, dürfte wohl bei Fehlen von Nierenerkrankung praktisch brauchbar sein. Komplizierter ist das Verfahren von LANDAU und PAP, in die freigelegte Vene 1000 ccm Normosallösung zu infundieren und die Hydrämie durch Blutzählung in Abständen von $^1/_4$, 1 evtl. 2, 3, 4 Stunden nach der Infusion zu bestimmen. Bei Lebergesunden und geheilten Leberkranken verschwindet die Hydrämie in 1 Stunde oder kommt überhaupt nicht zustande. Leberkranke zeigen dagegen bis zu 3—4 Stunden verlängerte Hydrämie. Differentialdiagnostisch wichtig ist, daß beim mechanischen Stauungsikterus und beim hämolytischen Ikterus die Probe negativ ausfällt. Bei Lebercirrhose mit Ascites und Ödemen ist die Probe unbrauchbar, ebenso selbstverständlich bei gleichzeitiger Nierenerkrankung. Auch Vasoneurotiker geben positiven Ausfall. POLLITZER und STOLZ bestimmen die Gewichtsabnahme 24 Stunden nach intravenöser Injektion von 2,0 ccm Novasurol. Während der Lebergesunde 0—300—600 g abnimmt, beträgt beim Leberkranken die Gewichtsabnahme 1000 bis 3500 g, da die kranke Leber Wasser retiniert. Anscheinend spielt nach den Beobachtungen von SAXL und DONATH sowie JOCKWEDS auch der Zustand der Sternzellen bei Störungen des Wasserstoffwechsels eine Rolle.

Um **Störungen der entgiftenden Funktion der Leber** festzustellen, wurde von STEJSKAL und GRÜNWALD die *Campherglykuronsäuresynthese* herangezogen. Sie bestimmten nach Eingabe von 5 g 20proz. Campheröl auf polarimetrischem Wege die im Harn ausgeschiedene Menge von Campherglykuronsäure, die bei Leberkranken herabgesetzt ist. FREY lehnte auf Grund seiner Untersuchungen die Probe ab, ebenso F. SCHMID. Sie ist dann in den letzten Jahren von CHIRAY und CAILLE erneut empfohlen worden. Sie weisen die ausgeschiedene Glykuronsäuremenge colorimetrisch nach. Bei schweren Lebererkrankungen fehle die Ausscheidung, beim mechanischen Stauungsikterus dagegen sei sie besonders stark ausgesprochen (siehe auch die neueren deutschen Untersuchungen von R. BAUER sowie von HECHT und NOBEL). Letzthin behaupten nun BRULÉ, GARBAN und AMER, daß der verschiedene Ausfall der Probe nur auf Störungen der Farbreaktion beruhe. Bei Leberkranken fänden sich im Urin Stoffe, die die Farbreaktion verhinderten. Die ganze Frage bedarf weiterer Klärung.

Untersuchung auf Ausscheidung körperfremder Stoffe mit der Galle. Ein weiteres, erst in neuerer Zeit bearbeitetes Kapitel der Leberfunktionsprüfung ist die Untersuchung auf Ausscheidung körperfremder Stoffe mit der Galle. Anscheinend kommen nur Farbstoffe hierfür in Frage, da z. B. Salicylsäure und Traubenzucker mit der Galle nicht ausgeschieden werden, Urotropin bei Leberkranken und Lebergesunden in gleicher Weise in die Galle übergeht (LEPEHNE). Früher schon hatte ROCH empfohlen, Methylenblau per os zu geben, worauf nur Leberkranke den Farbstoff im Urin ausscheiden sollten. Die Untersuchungen von COHN und KIRCH und MASLOWSKI haben ergeben, daß die Probe unbrauchbar ist. Leider sind auch die modernen Phenolphthaleinfarbstoffe per os nicht zu einer Leberfunktionsprüfung verwendbar. Dagegen hat sich die Bestimmung der Farbstoffausscheidung mit der Galle nach parenteraler Zufuhr von Farbstoffen als brauchbar erwiesen **(Chromodiagnostik).** Die ersten Versuche stammen aus Amerika unter Benutzung des *Phenoltetrachlorphthaleins*, das besonders zweckmäßig ist, weil es als saurer Farbstoff (s. REIMANN, ADLER und EDEL) kaum durch die Nieren, sondern im wesentlichen nur durch die Leber eliminiert wird. Ursprünglich bestimmte man die Menge des ausgeschiedenen Farbstoffes im Stuhl. Dabei zeigte sich bei Leberkranken eine wesentlich geringere Farbstoffmenge im Stuhl. Später ging man dazu über, das zeitliche Auftreten des Farbstoffes sowie die ausgeschiedene Menge desselben im mit der Sonde gewonnenen Duodenalsaft zu bestimmen.

Die *Technik der Phenoltetrachlorphthaleinprobe* ist nach PIERSOL und BOCKUS folgende: Einführung der Duodenalsonde (s. u.). Vorsichtige langsame intravenöse Injektion von 150 mg Dinatriumsalz des Phenoltetrachlorphthaleins [1]). Eintropfenlassen des Duodenalsaftes in ein Gefäß mit 40proz. NaOH. Das erste Auftreten sowie das Maximum der Rotfärbung wird bestimmt und evtl. die Menge des ausgeschiedenen Farbstoffes colorimetrisch ermittelt. Bei Lebergesunden beginnt die Ausscheidung nach 8 Minuten und beträgt 18—27 mg. Bei Leberkranken (auch bei Cholelithiasis, Cholangitis, Leberlues, Lebercirrhose und bei Diabetes) erscheint

---

[1]) Das Phenoltetrachlorphthaleinnatrium wird von der chem. Fabrik GEHE & Co. unter dem Namen Cholegnostyl L in Ampullen in den Handel gebracht (1,0 ccm = 50 mg). Auch MERCK fertigt das Präparat an („Chlortetragnost").

der Farbstoff erst nach 13—23 Minuten und in geringer Menge (unter 5 mg) in der Galle. Neuerdings wollen diese Autoren nur der Menge des ausgeschiedenen Farbstoffes, nicht aber der Erscheinungszeit Bedeutung beimessen.

Von deutschen Autoren haben diese Probe, die nach dem Urteil amerikanischer Forscher ein scharfes Reagens auch auf geringere Störungen der Leberfunktion zu sein scheint, wohl nur A. ADLER und SCHMIDT ausführlicher nachgeprüft. Nach Injektion von 5,0 ccm Cholegnostyl L. GEHE erscheint bei Lebergesunden der Farbstoff nach 10—15 Minuten im Duodenalsaft, ebenso auch bei Cholelithiasis; mäßig verzögerte Ausscheidung bei Icter. cat. und Lebercarcinom (20—30 Minuten), stark verzögerte bei Cirrhose (1 Stunde). Bei Lebererkrankung erscheint der Farbstoff auch im Urin in mehr oder weniger großer Menge.

In Deutschland hatten zu gleicher Zeit F. ROSENTHAL und VON FALKENHAUSEN mit Methylenblau sowie unabhängig von ihnen LEPEHNE und gleichzeitig HATIEGANU mit Indigocarmin denselben Weg der Leberfunktionsprüfung eingeschlagen.

Methylenblau wird nach ROSENTHAL und VON FALKENHAUSEN bei Erkrankungen der Leber nicht verzögert, sondern gerade besonders rasch mit der Galle ausgeschieden: 10 bis 40 Minuten gegenüber 55 bis 75 Minuten beim Lebergesunden. Den Einwand von SAXL und SCHERF, daß das Methylenblau wegen seiner Sekretion in den Magen zu Täuschungen Anlaß geben könne, lehnen die Autoren ab. Nach ihren Befunden muß auch diese Probe als ein besonders feines Reagens auf Leberschädigung angesehen werden, da sich positiver Ausfall auch bei Cholelithiasis, Cholangitis, Stauungsleber, akuter Hepatitis, auch bei Morbus Addison, Diabetes und fieberhaften Infektionskrankheiten mit Urobilinurie findet. DÜTTMANN fand beschleunigte Methylenblauausscheidung in Fällen von Cholelithiasis und Cholecystitis kurz nach dem Anfall. Weitere Nachprüfungen liegen nicht vor.

Technik: Einführung der Duodenalsonde [Großsche Sonde oder Juttesche Sonde mit Metallmandrin[1])] morgens nüchtern am besten durch die Nase. Bis 40 cm in sitzender Stellung, dann in rechter Seitenlage ganz langsam bis 80 cm, evtl. Einspritzen von 20—40 ccm Natron-bicarbonicum-Lösung oder nach STEPP von 25,0 ccm angewärmter Emulsion aus Ol amygial dulc. 20,0, Gummiarab. 10,0, Aqua ad. 200,0 zur Öffnung des

---

[1]) JUTTEsche Sonde ist zu haben bei Ad. Sumser, Med. Warenhaus, Münster i. W.

Pylorus. Die Sonde liegt richtig, wenn sich klarer, gelber alkalischer Saft entleert. Ist ständiger Fluß dieser Lebergalle eingetreten, so werden 3 ccm 2proz. Methylenblau subcutan injiziert. Auffangen der Galle in 5-Minuten-Portionen. Fällung der einzelnen Portionen mit Bleiacetat, zentrifugieren. Enthält die Galle Methylenblau, so nimmt die überstehende Flüssigkeit eine blaßblaugrüne Farbe an.

Einfacher in der Technik und für die Praxis zu empfehlen ist die *Chromodiagnostik mit Indigocarmin nach* LEPEHNE-HATIÉGANU. Es zeigt sich nämlich bei Lebergesunden 15—45 Minuten nach Injektion des Farbstoffs ein plötzlicher, deutlich erkennbarer Umschlag der gelben Farbe der Lebergalle in Grün infolge der beginnenden Ausscheidung des Indigocarmins. Bei Lebererkrankungen tritt diese Ausscheidung erheblich verspätet ein oder bleibt ganz aus. Diese Probe ist inzwischen von mehreren Seiten einer Nachprüfung unterzogen worden und als zuverlässig und den Zucker- und Eiweißstoffwechselproben überlegen angesprochen (HESSE und HAVEMANN geben eine Fehlergrenze von 5% an, s. auch HESSE und WÖRNER, WEILBAUER, TONIETTI, H. BORCHARDT, EINHORN und LAPORTE, LÖWENBERG, NAUENBERG und NOAH). Faßt man die Befunde der einzelnen Autoren zusammen, so kann man über die Indigocarminprobe sagen: *Positiver Ausfall*, also wesentlich verspätete oder fehlende Ausscheidung, anscheinend nur bei allen das Leberparenchym erheblicher schädigenden Erkrankungen, also bei den „hepatischen" Ikterusformen (Icterus simpl. auch im abklingenden Stadium, akute gelbe Leberatrophie, sept. Ikterus, luet'scher Ikterus, Salvarsanikterus), nach länger dauerndem Stauungsikterus, bei chronischer Cholangitis, Stauungscirrhose, ausgedehnteren Tumormetastasen. *Wechselnder Ausfall* bei Lebercirrhosen mit und ohne Ikterus, bei Lues hepatis (öfter negativ), bei septischen Erkrankungen. *Negativer Ausfall* bei unkomplizierter Cholelithiasis, akuter Cholecystitis, leichterer Stauungsleber, Tumormetastasen geringen Umfangs, Echinokokkus, Cystenleber, perniziöser Anämie, wahrscheinlich auch beim hämolytischen Ikterus. Auffallenderweise negativ auch bei toxischer Leberschwellung (HESSE und WÖRNER). BORCHARDT will auch bei Cholelithiasis verzögerte Ausscheidung gesehen haben. Jedenfalls dürfte positiver Ausfall für eine Erkrankung der Leber diagnostisch verwertbar sein, besonders wenn auch andere Proben positiv ausfallen. *Diese Methoden der Chromodiagnostik sollten um so eher angewandt werden, da man zugleich die diagnostisch wichtige Prüfung des Duodenalsaftes auf seinen Gallenfarbstoff-, Eiweiß-, Urobilinogengehalt usw. (s. unten) und die therapeutisch bei verschiedenen Erkrankungen der Leber und Gallenwege erfolgreichen Duodenalspülungen mit Magnesiumsulfat anschließen kann.*

Technik der Indigocarminprobe nach LEPEHNE: Einführung der Duodenalsonde wie oben. Intravenöse Injektion von 2 ccm 1proz. Indigocarminlösung[1]). Auffangen der Galle in 5-Minuten-Portionen bis zur beginnenden Grünfärbung. Injiziert man nach HESSE und HAVEMANN 0,16 Indigocarmin intramuskulär, so spricht ein Erscheinen des Farbstoffes später als nach 60 Minuten für Leberschädigung.

Ein neuer Farbstoff zur Chromodiagnostik ist von den japanischen Autoren TADA und NAKASHIMA empfohlen und von FENSTERMANN klinisch geprüft worden, nämlich das *Azorubin S.* (erhältlich bei C. Holborn, Leipzig). Dieser Farbstoff hat den Vorzug, wie das Phenoltetrachlorphthalein in der Norm zu 95% mit der Galle ausgeschieden zu werden. Beim Lebergesunden erscheint der Farbstoff in der Duodenalgalle 15—30 Minuten nach der Injektion, im Urin nach 30 Minuten. Während die Beobachtung des ersten Erscheinens des Farbstoffs in der Galle — quantitative Bestimmungen wurden nicht angestellt — für Lebererkrankungen vielfach keine Abweichungen von der Norm ergibt, legt FENSTERMANN besonderen Wert auf quantitative Untersuchung der im Urin ausgeschiedenen Farbstoffmenge. In der Norm sollen nicht mehr als 18% im Urin erscheinen, während bei den verschiedensten Erkrankungen der Leber weit höhere Werte bis zu 100% auftreten! (bei Vitium cordis, Narkoseikterus, Icterus simpl., Cirrhose, Lues hepatis). Bei Cholelithiasis mit leichtem Ikterus ergab sich ein normaler Wert von 4%. Hoffentlich können diese interessanten und praktisch bedeutungsvollen Feststellungen bald von Nachuntersuchern bestätigt werden.

Technik der Azorubinprobe: Intravenöse Injektion von 4,0 ccm einer 1proz. Azorubin-S.-Lösung. Nach der Injektion wird der Urin in $^1/_2$stündigen Portionen gesammelt. In jeder Portion wird der Farbstoffgehalt *sofort* colorimetrisch bestimmt. Als Testlösung dient eine Azorubinlösung 1:10 000. Mit bekannten Verdünnungen wird die Skala gegen den Keil geeicht. Vor den Keil wird eine Schicht Normalurin vorgeschaltet. Trotzdem ist die

---

[1]) Die 1proz. Lösung, die auch bei rascher intravenöser Injektion stets gut vertragen wird, ist von der chem. Fabrik GEHE & Co. in gebrauchsfertigen Ampullen zu 2,2 ccm (Schachteln mit 6 Ampullen) in den Handel gebracht worden.

Ablesung oft nur annähernd möglich. Eine Schwierigkeit bereitet es, daß die Urinausscheidung sich über 30—45 Stunden erstrecken kann! *Einen ganz anderen Weg der Chromodiagnostik* schlug der amerikanische Forscher S. M. ROSENTHAL ein, indem er nachwies, daß bei Lebergesunden 1 Stunde nach der Phenoltetrachlorphthaleininjektion im Blut kein Farbstoff mehr, bei Leberkranken aber ein mehr oder minder großer Prozentsatz desselben anzutreffen war. Die Einfachheit der Methode und ihre Erhärtung durch zahlreiche Tierversuche führten zu rascher Verbreitung. Zahlreiche amerikanische und neuerdings auch eine Reihe von deutschen Arbeiten liegen über diese Probe vor (KUNFI, NAUJOKS, FRANKE, REICHE, FALTISCHEK und KRASSO, R. BAUER, REIMANN, H. ADLER und EDEL, SCHELLONG). Trotz mancher Einwände muß man diese Probe doch als ein zuverlässiges und besonders scharfes Diagnostikum einer Störung der sezernierenden Leberfunktion ansehen, die durchaus geeignet ist, Leberparenchymerkrankungen — auch wenn sie klinisch noch nicht in Erscheinung getreten sind — aufzudecken (beginnende Lebercirrhose, Salvarsanschädigung der Leber usw.). Der verschieden starke Ausfall der positiven Probe geht ungefähr der Schwere der Leberschädigung parallel und ist daher z. B. beim mechanisch bedingten Ikterus schwächer als beim hepatitischen Ikterus des sog. Ict. cat. Dabei ist das Resultat entgegen der Annahme R. BAUERS nach zahlreichen Beobachtungen verschiedener Autoren unabhängig von den Störungen der Gallenfarbstoffausscheidung und von einem latenten Ikterus. Überblickt man die Arbeiten der verschiedenen Autoren, so sind folgende Resultate zu verzeichnen. *Negativer Ausfall:* hämolytischer Ikterus, unkomplizierte Cholelithiasis und Cholecystitis, leichte Stauungsleber, leukämische Lebervergrößerung, leichte Hyperemesis gravidarum, in der Regel bei perniziöser Anämie. *Positiver Ausfall:* 1. Leber- und Gallenwegserkrankungen mit Iktorus (mechanischer Ikterus und „hepatischer" Ikterus, also sog. Icterus simpl. oft bis weit in die Rekonvaleszenz, akute Leberatrophie, ikterische Cirrhose, cholangitischer Ikterus, luetischer bzw. Salvarsanikterus). 2. Leberparenchymerkrankungen ohne Ikterus (konstant bei Lebercirrhose + +, Morbus Wilson, Lues hepatis besonders nach zu starker Salvarsanbehandlung, schwere Stauungsleber, Eklampsie, bedrohliche Hyperemesis gravidar., Lymphogranulom der Leber). 3. Infektionskrankheiten

(z. B. Pneumonie, Scharlach, Endocarditis lenta usw.), wesentlich infolge Funktionsstörung der Reticuloendothelien, insbesondere der Sternzellen (REIMANN, H. ADLER und EDEL, s. a. SAXL und DONATH). Daß also mit dieser Probe die engverbundenen Stern- und Leberzellen geprüft werden, mindert meines Erachtens nicht ihre praktische Bedeutung. *Wechselnder Ausfall:* in 50% bei Tumormetastasen (negative Probe ist nicht beweisend), chron. Cholecystitis, Leberamyloid, Morbus Banti, Diabetes, Alkoholismus, Thyreotoxikosen. Praktisch wichtig erscheint uns der Vorschlag von FALTISCHEK und KRASSO, die Cholecystographie mit dieser Probe zu verbinden, da eine durch diese Probe nachgewiesene Leberfunktionsstörung mitunter wohl ein negatives Röntgenbild erklären kann. Man verwendet dann *Tetrajodphenolphthalein*, das selbst in größerer Dosis (s. u.) ungiftiger zu sein und schon $^1/_2$ Stunde nach der Injektion zu verwertbaren Resultaten zu führen scheint, was allerdings noch weiterer Prüfung bedarf. REICHE sah unter 175 Injektionen auch von Cholegnostyl L (Phenoltetrachlorphthalein) keine schwereren Störungen eintreten, wie sie von amerikanischer Seite berichtet wurden.

Technik der Blutretentionsprobe: I. Mit Phenoltetrachlorphthalein[1]). Vorsichtige, langsame intravenöse Injektion von 5 mg pro Kilogramm Körpergewicht in 25,0 Kochsalzlösung oder einfacher nach REICHE stets 5—6 ccm des Cholegnostyl L GEHE (1 ccm = 50 mg). Nachspritzen von 10—20 ccm physiologischer Kochsalzlösung. Eine Stunde später Entnahme von 10 ccm Blut, vorsichtiges Absetzenlassen des Serums, das auf 2 gleichkalibrige Reagensgläschen verteilt wird. Zu einem Gläschen 2 Tropfen 10proz. NaOH, so daß Rotfärbung eintritt. Colorimetrische Bestimmung des Farbstoffgehaltes durch Vergleich mit Teströhrchen, vor die das ungefärbte Serumröhrchen vorgeschaltet wird. Zweckmäßig bedient man sich zum Einstellen der Röhrchen eines entsprechend wagerecht und senkrecht durchbohrten Holzblocks. Von der 100proz. Standardlösung (10 mg Phenoltetrachlorphthalein in 100 ccm dest. Wasser) werden Verdünnungen zu 3, 5, 10, 15, 20% usw. unter Zusatz einiger Tropfen 10proz. NaOH angefertigt (verschlossen 2—4 Wochen im Dunkeln haltbar). *Negativer Ausfall:* nach 1 Stunde 0—3%. *Schwach positiver Ausfall*, also teilweise Leberfunktionsstörung: 4—8%. *Stark positiver Ausfall*, also ausgesprochene Leberschädigung: über 8% (bis zu 30—40%). Für die Praxis dürfte folgende *Ringprobe nach* KUNFI genügen: Zum Serum einige Tropfen 3proz. Salzsäure, vorsichtig überschichten auf 5proz. NaOH. Bei positivem Ausfall entsteht je nach der Stärke der Farbstoffretention ein blauer bis intensiv roter Ring, während bei negativem Ausfall ein Farbring kaum zu erkennen ist.

---

[1]) Farbstoff bei GEHE oder MERCK (s. S. 70).

II. Mit Tetrajodphenolphthaleinnatrium in Kombination mit der Radiographie der Gallenblase[1]): Patient bekommt abends nur Milch oder eine Milchspeise. 8 Uhr abends vorsichtige, langsame intravenöse Injektion von 3—4 g ,,Jodtetragnost" MERCK in 40,0 Aqua dest. Nach $1/_2$ Stunde Blutentnahme. Anstellung der Ringprobe am Serum wie oben. Soll bei gesunder Leber negativ ausfallen. Am nächsten Morgen 8 Uhr wird am nüchternen Patienten die Röntgenaufnahme gemacht. Bei peroraler Zufuhr des Farbstoffs ist die Funktionsprüfung der Leber unmöglich (FALTISCHEK und KRASSO).

S. H. ROSENTHAL und WHITE haben später noch das *Bromsulphalein* (phenoltetrabromphthaleinsulfonsaures Natrium) als dem Phenoltetrachlorphthalein überlegen empfohlen. Dieser Farbstoff soll nach Injektion von 2 mg pro kg Körpergewicht bei Lebergesunden in $1/_2$ Stunde aus dem Blut verschwinden.

Ähnlich wie die Phenolphthaleinfarbstoffe verhält sich auch das zuerst von BENNHOLD 1923 benutzte *Kongorot*. Er hatte bei Leberkranken wechselnde, nicht verwertbare Retentionswerte gefunden. Nur Amyloidose bedingt immer sehr rasches Verschwinden des Kongorots aus dem Blut. Nach den neuen Untersuchungen von REIMANN, H. ADLER und EDEL findet sich stärkste Retention des Kongorots bei Infektionskrankheiten infolge Schädigung des reticuloendothelialen Systems. Da die Retentionszahlen bei Leberparenchymerkrankungen keinen Parallelismus zur Schwere der Leberschädigung aufweisen sollen, scheint dieser Farbstoff weniger zur Prüfung der Leberzellen als zur Prüfung der Sternzellen geeignet zu sein, was auch mit eigenen Versuchen über die Ausscheidung des Kongorots in der Galle übereinstimmt.

Technik der Kongorotprobe nach REIMANN, ADLER *und* EDEL: Intravenöse Injektion von 11—12 ccm 1 proz. Kongorotlösung. Colorimetrische Untersuchung des Serums 4 Minuten und 1 Stunde nach der Injektion. Der ,,Kongorotindex", der Quotient aus dem II. und I. Wert, ist normalerweise 50—70, bei schweren Infektionen und Lebererkrankungen 80—100.

Auch das von DELPRAT empfohlene *Bengalrot* erscheint mir nicht so geeignet, zumal es photodynamisch wirkt und die Patienten im Dunkeln bleiben müssen. DELPRAT untersucht das Blut schon 4 und 8 Minuten nach der Injektion.

---

[1]) Auf die *Radiographie der Gallenblase* kann hier nicht eingegangen werden. Es sei auf meine demnächst erscheinende Abhandlung ,,Fortschritte der Diagnostik und Therapie der Erkrankungen der Leber und Gallenwege durch Röntgenverfahren und Duodenalsondierung" verwiesen (Sammlung zwangloser Abhandlungen aus dem Gebiete der Verdauungs- und Stoffwechselkrankheiten. Halle, Marhold 1927).

Die Prüfung des Gallenstoffwechsels wurde stets zur Diagnose von Lebererkrankungen herangezogen. *Wertvolle Aufschlüsse über das Verhalten der Galle bietet die Duodenalsondierung* indem wir den *Duodenalsaft* auf seinen Gehalt an Bilirubin, Urobilin, Gallensäuren usw. untersuchen. Bei einiger Erfahrung gelingt es leicht abzuschätzen, ob der *Gehalt des Duodenalsaftes an Gallenfarbstoff* normal, vermehrt oder vermindert ist. Dabei ist zu berücksichtigen, daß sich der goldgelben, klaren „Lebergalle" spontan dunkle Portionen beimischen können, die nach STEPP als Gallenblasengalle anzusprechen sind, und daß andererseits mitunter stärkere Verdünnungen durch Pankreas- und Duodenalsekret eintreten, so daß nur die Beobachtung der aufgefangenen Gallenportionen über längere Zeit hinaus ein Urteil gestattet. Der *Bilirubingehalt* ist *vermindert* bei allen Fällen von mechanischem Ikterus, bei Ikterus durch Schädigung der Leberzellen [hepatischer Ikterus nach RETZLAFF][1]), oft bei Tumormetastasen der Leber, mitunter bei der Lebercirrhose. Er ist *vermehrt* beim abklingenden Ikterus, beim Icterus haemolyticus, bei gewissen ikterischen Lebercirrhosen, mitunter bei Gallenblasenerkrankungen, bei der perniziösen Anämie (Pleiochromie). Andere Leber- und Gallengangserkrankungen zeigen normale Farbe der Lebergalle. Eine *quantitative Bestimmung* nach den Methoden von HIJMANS VAN DEN BERGH oder HERZFELD oder MEULENGRACHT[2]) dürfte sich erübrigen, da nur große Unterschiede diagnostisch in Frage kommen. Die Duodenalsondierung gibt viel sicherere Auskunft über die Abscheidung der Galle in den Darm als die Untersuchung des oft fälschlich acholisch erscheinenden Stuhls. Nur völliges Fehlen der galligen Färbung auch nach Provokation mit intraduodenaler Injektion von 30 proz. Magnesiumsulfat, das den Sphincter erschlafft, spricht für vollständigen Verschluß des Choledochus (meist Tumor). Bei offenem Choledochus bewirkt intraduodenale Injektion von 30,0 ccm 30 proz. Magnesiumsulfatlösung (LYON-MELTZER) oder 30,0 ccm 10 proz. frischer Wittepeptonlösung (STEPP) oder subcutane Injektion von 2 ccm Pituitrin oder Hypophysin (KALK und SCHÖNDUBE) dunklen Blasengallenfluß infolge Kontraktion der Gallenblase. Er bleibt aus bei Verschluß des Cysticus, Schrumpfgallenblase und im

---

[1]) Mitunter findet man bei Icterus simplex auf der Höhe der Erkrankung sogar erhöhte Werte.
[2]) Technik s. S. 82.

Beginn und auf der Höhe der „hepatischen" Ikterusformen insbesondere des Icterus cat. *Von diagnostischer Bedeutung erscheint mir die Untersuchung der Lebergalle auf ihren Urobilinogengehalt*, der normalerweise fehlt oder sehr gering ist (die dunkle Blasengalle enthält stets Urobilinogen). Deutliche, oft sehr starke Rotfärbung nach Zusatz gleicher Teile des Reagens (20 g Paradimethylamidobenzaldehyd + 100,0 konz. HCl verrieben, Salzsäurezusatz auf 500, Wasserzusatz auf 1000, filtrieren und umschütteln) findet sich bei der Cholelithiasis während des Anfalls und in den darauf folgenden Tagen sowie bei Cholecystitis und Cholangitis (MEDAK und PRIBRAM, BETH, LEPEHNE, s. a. WINTERNITZ, DÜTTMANN). Ein positiver Befund kann die Diagnose sichern. Weiter sieht man Urobilinogenocholie bei der Lebercirrhose (STRISOWER) mitunter bei Lebercarcinom, während die verschiedenen Ikterusformen nur zuweilen im abklingenden Stadium eine positive Probe geben. Sehr reichlich Urobilinogen zeigt der hämolytische Ikterus, meist die perniziöse Anämie und die Malaria, jedoch ist es zweifelhaft, ob in diesen Fällen der positive Ausfall auf eine Funktionsstörung der Leber hindeutet[1]).

Weniger praktische Bedeutung hat bisher die *Bestimmung der Gallensäureausscheidung*, da eine einfache exakte Methode fehlt. Am meisten angewandt wird die Bestimmung der Oberflächenspannung des Duodenalsaftes, die durch die Gallensäuren stark herabgesetzt wird. Die sichersten Resultate scheint die von E. CH. MEYER angegebene Methode der Ansäuerung und Verdünnung des Duodenalsaftes unter Benutzung des Stalagmometers zu geben oder die stalagmometrische Bestimmung im Alkoholextrakt nach GILLERT (s. a. BETH). Grobe Differenzen deckt auch die einfache Schätzungsmethode von LEPEHNE auf, den Duodenalsaft soweit zu verdünnen, bis ein aufgestreutes Häufchen von Sulfur depuratum keine Körnchen mehr zu Boden fallen läßt (Haysche Schwefelblumenprobe). Die gefundene Verdünnung wird als Gallensäurezahl bezeichnet. Sie schwankt in der Norm zwischen 100 und 500. Diese Methode lieferte auch LÖWENBERG, NAUENBERG und NOAH brauchbare Vergleichswerte (eine ähnliche Methode hat EINHORN angegeben). Noch nicht genügend erprobt ist die von HERZFELD und HÄMMERLI angegebene Modifikation der Pettenkoferschen Probe, statt der Schwefelsäure konzentrierte Phosphorsäure zu nehmen. ADLER konnte mit dieser Methode keine sicheren Resultate erhalten (vgl. auch die Methoden von MCCLURE und von RAUE). Die von F. ROSENTHAL und VON FALKENHAUSEN angegebene chemische

---

[1]) Starke Urobilinogenocholie sahen LÖWENBERG, NAUENBERG und NOAH bei je einem Fall von Polycythämie und von Streptokokkensepsis.

Methode ist nur in einem größeren Laboratorium ausführbar. Niedrige Gallensäurezahlen finden sich auf der Höhe der verschiedenen mechanischen und hepatischen Ikterusformen unabhängig vom Bilirubingehalt und kehren mit dem Nachlassen der Gelbsucht wieder bald zur Norm zurück.

Für praktische Zwecke wenig geeignet ist auch die *Untersuchung des Duodenalsaftes auf seinen Cholesteringehalt* wegen der komplizierten Technik (AUTHENRIETH und FUNK, WINDAUS). Die Werte schwanken beim Lebergesunden, sind herabgesetzt beim Icterus catarrh., nach einem Gallensteinanfall, bei Lebercirrhose aber auch bei Nephropathien und beim Diabetes. SCHIFF und ELIASBERG vermißten bei Kindern mit Icterus catarrh. überhaupt das Cholesterin. Reichlicher Gehalt beim Icterus hämolyticus.

Wechselnde Befunde wurden bei der *Untersuchung auf Eiweiß* erhoben. Die normale Lebergalle enthält nur wenig oder kein Albumin, dagegen stets mehr oder weniger Mucin. Vermehrter Eiweißgehalt findet sich nach RAUE, JÜNGER, LÖWENBERG, NAUENBERG und NOAH beim Icterus catarrhalis, beim Salvarsanikterus und beim luetischen Ikterus sowie bei Cholangitis. Bei der Cholelithiasis und Cholecystitis kein Eiweiß, viel Mucin, bei der Lebercirrhose wechselnde Resultate, bei Lebertumoren wenig oder kein Eiweiß, viel Mucin, ebenso bei der Stauungsleber. Erwähnt sei, daß auch die perniziöse Anämie, Malaria nach dem Anfall, Pneumonie und Nephrosen Albuminocholie zeigen (STRISOWER).

Technik: Die einfachste, auch von STRISOWER angewandte Methode ist die Brauersche Kochprobe: vorsichtiges Ansäuern des Duodenalsaftes mit $1/2$ proz. Essigsäure bis zur schwach sauern Reaktion, geringer Kochsalzzusatz, aufkochen. RAUE empfiehlt, zuerst das Mucin zu bestimmen und zu entfernen: 1 Teil Galle + 2 Teile 3 proz. Essigsäure in graduierten Nisslröhrchen scharf zentrifugieren, abgießen, Niederschlag mit Alkohol aufgeschwemmt, erneut zentrifugieren. Ablesung der Sedimentmenge nach Teilstrichen = Mucin. Restgalle mit ESBACHS Reagens auf Albumin untersuchen. Weitere Untersuchungen über Technik und Resultate sind notwendig.

Für die *mikroskopische Untersuchung des Duodenalsaftsediments*[1]) hat sich besonders STEPP eingesetzt. Er zeigte erneut durch Experimente an Hunden, daß die auf intraduodenale Injektion von 30 ccm 10 proz., frisch zubereiteter Wittepeptonlösung entleerte dunkle Galle Blasengalle ist. Man könne so durch die Sedimentuntersuchung vor und nach Pepton oder vor und nach Magnesiumsulfat (30,0 ccm 30 proz. intraduodenal nach LYON) oder vor und nach Pituitrininjektion (KALK und SCHÖNDUBE) eine bestehende Cholecystitis erkennen oder eine Cholangitis von einer Cholecystitis trennen (ROTHMANN-MANHEIM; bestätigt von DELOCH und GORKE, LOEBER, DÜTTMANN, JÜNGER). LANGANKE, RETZLAFF, v. FRIEDRICH, WEILBAUER u. a. lehnen die praktische Bedeutung dieser Untersuchung ab, zumal auch bei Icterus cat., Ulcus duodeni und bei Enteritis Leukocyten auftreten können. Kalk-

---

[1]) Ausführlichere Darstellung in meiner 1927 erscheinenden Abhandlung: s. Anmerkung S. 76.

und Cholesterinkristalle scheinen für Cholelithiasis zu sprechen (JÜNGER, EINHORN u. a.).

Nächst der Duodenalsondierung vermag die Untersuchung des Blutes weitere Aufschlüsse über die Gallenstoffwechselfunktion der Leber zu geben. Schon beim Lebergesunden enthält das Blut die Gallenbestandteile Bilirubin und Cholesterin. *Die quantitative Bestimmung des Blutbilirubins* gibt im Vergleich mit der Bilirubinmenge der Lebergalle einerseits, des Urins andererseits ein Maß der Gallenfarbstoff ausscheidenden Funktion der Leber und ermöglicht die exakte Klärung der Vorgänge im Verlauf einer Gelbsucht (HÉTÉNIY, RETZLAFF, LEPEHNE, STRISOWER u. a.). Aber auch für sich allein ist die Untersuchung des Blutes auf seinen Bilirubingehalt für zahlreiche Leber- und Gallenwegserkrankungen von großer Bedeutung (Ikterusindex). Die exakteren Methoden der quantitativen Bestimmung (HIJMANS VAN DEN BERGH, HERZFELD) sind leider für die Praxis etwas zu umständlich. Auch geben sie keine gleichen absoluten Werte, wobei nach FRIGIJER und nach SMOIRA die Resultate nach der Herzfeldschen Methode eher dem klinischen Bild entsprechen sollen (?). Für die Praxis der Leberfunktionsprüfung genügt nach zahlreichen neueren amerikanischen Arbeiten die weniger genaue, aber einfache Verdünnungsmethode nach MEULENGRACHT (s. u.), besonders aber auch die *qualitative Prüfung des Serums mit Diazoreagens, die sog. ,,direkte Diazoreaktion''.* Bei einiger Erfahrung gestattet diese Probe auch ein abschätzendes Urteil über die Menge des Blutbilirubins, seine Zu- oder Abnahme. HIJMANS VAN DEN BERGH konnte bekanntlich zwei verschiedene Verlaufsarten der ,,direkten Diazoreaktion'' feststellen: *prompt:* sofort einsetzende Rotfärbung des Serums nach Zusatz des Diazoreagens (Maximalrötung nach etwa 30—40 Sekunden), *verzögert:* Rotfärbung frühestens 20 bis 30 Sekunden nach Reagenszusatz, oft erst nach Stunden (Maximalrötung wird nicht erreicht). Dazwischen gibt es Übergänge: sog. zweiphasige Reaktion (FEIGL und QUERNER). In der Norm kreist im Blut Bilirubin mit verzögerter direkter Reaktion in individuell verschiedener Menge. Findet man nun auch bei einer auf der Höhe befindlichen Gelbsucht ausgesprochen verzögerte Reaktion, so kommen nur folgende Ikterusformen in Betracht: hämolytischer Ikterus, Ikterus bei perniziöser Anämie, Ikterus bei Malaria, Ikterus nach hämotoxischen Vergiftungen, nach paroxysmaler

Hämoglobinurie, Icterus neonatorum (dynamische Ikterusformen). Alle anderen Gelbsuchtsformen (also mechanischer und hepatischer Ikterus nach RETZLAFF) geben die pathologische prompte direkte Reaktion, ebenso die Exacerbationen des hämolytischen Ikterus zur Zeit der Milzkrisen. Als einzige unerklärte Ausnahme steht bisher die Angabe von SCHIFF und ELIASBERG, bei einer Reihe von Kindern mit Icterus simplex verzögerte Reaktion gefunden zu haben. Nach E. ADLER und L. STRAUSS ist die prompte direkte Diazoreaktion auf eine durch die Lebererkrankung bedingte Verminderung der Serumglobuline zurückzuführen. Da Gelbfärbung der Haut erst wenn der Blutbilirubinspiegel eine bestimmte Höhe erreicht hat, entsteht, ist der Nachweis eines „*latenten Ikterus*", d. h. einer Hyperbilirubinämie .von den Normalzahlen bis zur Grenze des sichtbaren Ikterus von besonderer praktischer Bedeutung (s. u.). Der latente Ikterus kann sowohl mit verzögerter wie mit prompter direkter Diazoreaktion einhergehen. Bei latentem Ikterus mit prompter, also pathologischer Reaktion ist die Diagnose einer Erkrankung der Leber oder Gallenwege gesichert, bei latentem Ikterus mit verzögerter Reaktion sehr wahrscheinlich, wenn der übrige Befund dafür spricht. Der *latente Ikterus* findet sich I. *bei Erkrankungen der Gallenwege*[1]) *und des Duodenums:* 1. Cholelithiasis im oder kurz nach dem Anfall. Im Intervall meist normale Werte (Vergleichsuntersuchungen im Anfall und Intervall). 2. Cholecystitis acuta und chronica. 3. Cholangitis. 4. Ulcus duodeni (vielleicht infolge Spasmen in den Gallenwegen oder durch gleichzeitige Cholecystitis). II. *Bei Leberparenchymerkrankungen:* 1. Im ersten Beginn und beim Abklingen jedes mechanischen oder hepatischen Ikterus (direkte Diazoreaktion in diesen Stadien mehr oder weniger verzögert!). 2. Lebercirrhose (direkte Reaktion meist verzögert). 3. Beginnende Salvarsanschädigung der Leber. 4. Stauungsleber (prompte direkte Reaktion nur bei schweren Fällen). 5. Tumormetastasen in der Leber (negativer Befund spricht nicht gegen die Diagnose). III. *Bei Bluterkrankungen* (direkte Reaktion stets verzögert): 1. Leichtere hämolytische Anämie, perniziöse Anämie. 2. Mitunter bei Polyglobulie. 3. Malaria. IV. *Bei Infektionskrankheiten:* 1. Pneumonia crouposa. 2. Typhus abd.

---

[1]) Jede Erkrankung der Gallenwege schädigt nämlich auch das Leberparenchym.

3. Scarlatina. 4. Erysipel usw. V. *In den letzten Graviditätsmonaten* (dir. Reaktion in der Regel verzögert), *bei Graviditätstoxikosen:* 1. Eklampsie. 2. Hyperemesis gravidarum (bei prompter Reaktion ernstere Prognose) (EUFINGER und BADER, HELLMUTH).

Technik der qualitativen Untersuchung nach LEPEHNE: Je 0,25 ccm Nüchternserum in 3 kleine Reagensgläschen, zum ersten 0,2 Wasser, zum 2. und 3. Röhrchen (in letzteres gibt man vorher einige Körnchen Coffeinum natrio-salicylicum und eine *Spur* Ammoniak), je 0,2 Diazoreagens (Herstellung: 5 ccm Lösung I = Acid. sulfanil. 0,1, Acid. hydrochl. pur. 1,5, Aqua d. ad 100 + 0,15 ccm Lösung II = 0,5proz. Natriumnitrit). Betrachtung der umgeschüttelten Röhrchen im auffallenden Licht vor weißem Hintergrund. Der Ablauf der direkten Reaktion im Serumröhrchen 2 wird durch Vergleich mit dem Wasserröhrchen 1 und dem Coffeinröhrchen 3, das prompte und einigermaßen maximale, daher quantitativ abschätzbare Reaktion zeigt (siehe E. ADLER und L. STRAUSS), erleichtert.

Technik der quantitativen Blutbestimmung: 1. nach HIJMANS VAN DEN BERGH: 0,5 ccm evtl. verdünntes Blutserum mit 1 ccm 96proz. Alkohol versetzt, zentrifugiert. 1,0 ccm Alkoholextrakt mit 0,5 Alkohol und 0,25 Diazoreagens (s. o.) versetzt. Ablesung der Farbintensität im Autenrieth mit Farbkeil der Firma Hellige (Freiburg i. B.) oder selbst bereitetem Eisenrhodanidkeil (s. HIJMANS VAN DEN BERGH, LEPEHNE, THANNHAUSER und ANDERSEN, A. ADLER und MEYER). Normalwerte: 0,3—0,5 Bilirubineinheiten, in seltenen Fällen auch bis 1 B.E., d. h. 0,3—1 : 200 000 (1 B.E. = 0,5 mg-%). Ikterusgrenze: 4 B.E. Latenter Ikterus über 0,5 bis 4 B.E. Bei höheren Werten und prompter direkter Reaktion gibt die Modifikation nach THANNHAUSER genauere Resultate. 2. nach HERZFELD: Herstellung einer Serumverdünnungsreihe, Zusatz von Hammarstens Salpetersäurereagens, Ablesung bis zu welcher Verdünnung Grünfärbung eingetreten ist, Berechnung des Bilirubingehalts laut Tabelle (s. Originalarbeit oder LEPEHNE in ABDERHALDENS Handbuch). Normalzahlen nach HERZFELD: 1,6—6 mg-%. 3. nach MEULENGRACHT: Das Blutserum wird in einem dem Sahlischen Hämoglobinometer ähnlichen Apparat[1]) so lange verdünnt, bis es mit einer Standardlösung von Kaliumbichromat (0,05 Kal. bichr. Aqua dest. 500, Acid. sulf. dil. gtt. 2) übereinstimmt. Die „Bilirubinzahlen" der Norm sind 2—3. Modifikation FOERSTER: 2,0 Serum + 2,0 Aceton, zentrifug. Acetonlösung im Autenrieth mit Kal. bichr. 1:6000 vergleichen.

Für die *Bestimmung der Gallensäuren im Blut* liegt bisher keine einfache Methode vor. Allerdings soll die Methode von HERZFELD auch für das Blut brauchbar sein. Im Blut des Lebergesunden fällt sie negativ aus (GILLERT). Der von S. FREY angegebene Versuch, die Menge der an das Blutserum adsorbierten Gallensäuren im Hämolyseversuch zu bestimmen,

---

[1]) Der MEULENGRACHTsche Bilirubinometer ist bei P. Altmann, Berlin, Luisenstr. 52, erhältlich.

ist praktisch zu umständlich und trägt Fehlerquellen in sich. Am ehesten scheint die Stalagmometrie des Blutserums auch klinisch brauchbare Resultate zu geben (s. H. BORCHARDT, SOMMER, A. ADLER, ADLERSBERG und SINGER, GILLERT). Die Hämokonienprobe beweist nur, daß Gallensäuren in den Darm abgeschieden werden.

Die Urobilinbestimmung im Blut ist für die Leberfunktionsprüfung bedeutungslos, da hochgradige Störungen der Leberfunktion ohne Urobilinämie einhergehen können. Anscheinend wird stärkere Urobilinämie durch Funktionsstörung der Reticuloendothelien bedingt, so bei schweren Infektionskrankheiten (s. WINTERNITZ, WELTMANN und LÖWENSTEIN).

Die umständlichen *Cholesterinbestimmungen des Blutes* ergaben erhöhte Werte des freien Cholesterins bei Absinken bis Schwinden des Estercholesterins in der Regel beim mechanischen und hepatischen Ikterus, sowie nach einem Gallensteinanfall, niedrige beim hämolytischen Ikterus (s. THANNHAUSER und SCHABER). Starker Sturz der Cholesterinester ist nach A. ADLER ein prognostisch ernstes Zeichen. Erwähnt sei der Nachweis des *Schwindens der trypanozoiden Substanz im Serum* bei Parenchymerkrankungen der Leber nach F. ROSENTHAL. Die *Lipasenbestimmung im Blut* ergab widerspruchsvolle Resultate (MEYER und JAHR, BLOCK, SIMON).

Es bleibt noch übrig, den *Nachweis von Störungen der Gallenstoffwechselfunktion der Leber* durch **Untersuchungen des Urins** zu besprechen, die für den Praktiker besonders großes Interesse haben. *An erster Stelle ist das Auftreten von Urobilinogen oder Urobilin, was dasselbe bedeutet, zu nennen.* Nach den heutigen Anschauungen kommt es zu einer Urobilinurie, wenn die Leber oder wenigstens ihre Sternzellen irgendwie geschädigt sind oder wenn die normale Leber im Überschuß vom Darm her mit Urobilin überschwemmt wird. Dies geschieht bei erhöhter Blutzerstörung (hämolyt. Ikterus, pern. Anämie, Malariaanfall usw.) und bei krankhafter Störung des Bakterienlebens im Darm (erhöhte Eiweißfäulnis usw. s. NAUNYN, KÄMMERER und MILLER), so bei Ileus, Darmkatarrhen usw. Wie EPPINGER und A. ADLER mit Recht betonen, gibt somit erst das Verhältnis des Harn- zum Stuhlurobilin ein exaktes Maß der gestörten Leberfunktion. Dieser Quotient schwankt in der Norm von 1:10 bis 1:35, bei Erkrankungen der Leber steigt er bis auf 1:1 und höher, bei Blutkrankheiten dagegen beträgt er z. B. 1:80 (s. a. JAKOBS und SCHEFFER, SONNENFELD u. a.). Für die Praxis dürfte aber doch der Nachweis einer Urobilinogenurie als feines Reagens auf Leberinsuffizienz genügen (bei allen Leber- und Gallenwegerkrankungen, Infektionskrankheiten und Intoxikationen). Negativer Ausfall der Probe spricht nicht gegen Erkrankung der

Leber. Völliges Fehlen des Urobilinogens resp. Urobilins bei Verschluß des Choledochus resp. versiegender Bilirubinsekretion der Leber, da nach allen neueren Untersuchungen an der vorwiegend enterogenen Entstehung dieser Abbaufarbstoffe des Bilirubins festgehalten werden muß (McMaster und Elman, Winternitz). Zu beachten ist, daß Tagesschwankungen des Urobilinogengehaltes vorkommen und oft erst der Nachmittagsurin positive Probe gibt. Positive Reaktion im Morgenurin ist stets pathologisch (Lepehne, Weltmann und Tenschert, Salen). Wie Grimm und neuerdings A. Adler und Sachs zeigten, steigert besonders Eiweißnahrung die Urobilinogenurie der Leberkranken, was vielleicht auch diagnostisch verwertbar wäre, ebenso der steigernde Einfluß von Lävulose- oder Dextrosegaben (Gerhartz, Malach, Gottschalk, Filinski). Falta, Högler und Knobloch fanden, daß Urobilinogenurie durch orale Gaben von 3 g Fel Tauri dep. sicc. (Merck) in Oblaten nur bei Leberkranken hervorgerufen bzw. deutlich verstärkt werde, was Stahl und auch Düttmann bestätigten (Urin nach 4, 6 und 10 Stunden untersuchen). Diese Belastungsprobe sollte ihrer Einfachheit wegen in Zweifelsfällen ausgeführt werden, zumal sie schon bei leichter Störung positiv ausfallen soll.

Technik der Urobilinogenreaktion: Wenige Kubikzentimeter frisch gelassenen abgekühlten Urins mit einigen Tropfen Reagens (s. o.) versetzen. Rotfärbung tritt oft erst nach einigen Minuten auf. Leichte Rotfärbung ist nicht beweisend. Quantitative Abschätzung durch Herstellung einer Verdünnungsserie des Urins (1 : 10 bis 1 : 200). (Beobachtung, bei welcher Verdünnung die rote Farbe verschwindet (s. Wallace und Diamond). Urotropinmedikation hemmt die Reaktion. Im Urin, der schon längere Zeit gestanden hat, nur Schlesingersche Probe auf Urobilin anstellen: gleiche Teile Urin und 10proz. Zinkacetatlösung und 3 Tropfen 3proz. alkoh. Jodlösung, schütteln, filtrieren: grüne Fluorescens evtl. erst nach Zusatz von etwas Ammoniak. *Die quantitative Methode nach* A. Adler beruht auf der Schlesingerschen Reaktion und Verdünnen mit 10proz. Zinkacetatlösung bis zum Verschwinden der im Dunkelkasten beobachteten Fluorescens. Im Stuhl wird das Urobilin am besten im Soxhletapparat mit 96proz. Alkohol extrahiert (s. A. Adler, Opitz und Brehme, Sonnenfeld, Mc. Master und Elman, Herzfeld und Hämmerli).

Bilirubin tritt in den Harn erst über, wenn es im Blut eine bestimmte Höhe erreicht hat (4 B.E.). Neuerdings behauptet allerdings M. Weiss mittels der Diazoreaktion auch bei Stauungsleber, oft bei Cholelithiasis und bei Pneumonie Bilirubinurie frühzeitig zu finden (s. auch OBERMAYER und POPPER). Auch LEVEUF und BERCEANU haben bei Cholelithiasis Bilirubinurie nachweisen können, wenn 4—6 Stunden nach dem Anfall der Urin in 2-Stunden-Portionen untersucht wurde (s. Technik). Diagnostisch wichtig ist, daß beim hämolytischen Ikterus kein Bilirubin in den Harn übertritt.

Technik nach WEISS: Urin mit einigen Tropfen Essigsäure ansäuern. Rotfärbung innerhalb der ersten Minute nach Zusatz von Diazoreagens bedeutet Vorhandensein von Bilirubin. Die gewöhnlichen Ringproben nach GMELIN und TROUSSEAU sind bei geringem Gallenfarbstoffgehalt schwer zu beurteilen. Empfehlenswert scheint die Methode von ZINS: $1/4$ Reagensglas Urin und 3 Tropfen 1proz. Natriumsulfit und wenige Körnchen Bariumchlorid, durchschütteln, filtrieren, Niederschlag auf dem Filter gibt bei Zusatz weniger Tropfen 20proz. Trichloressigsäure schon bei Spuren von Bilirubin Grünfärbung. Nach LEVEUF und BERCEANU: 10,0 ccm Urin mit 1,0 ccm 10proz. Bariumchlorid, 1,0 ccm 95proz. Alkohol, 1 Tropfen HCl 1 Minute im Wasserbad kochen: Grünfärbung. *Quantitative Methoden* sind von BOUMA, A. ADLER und MEYER, E. SCHILLING, HERZFELD, SABATINI angegeben.

Zur *Prüfung auf Gallensäureausscheidung* kommt die Bestimmung der Oberflächenspannung mittels der Schwefelblumenprobe oder des Tropfenzählers in Anwendung. Bei richtiger Technik ist nach SIMON die Schwefelblumenprobe ebenso empfindlich wie die Stalagmometrie, was RETZLAFF und H. BORCHARDT bestritten hatten. Durch SIMONS positive Befunde bei Gesunden und Kranken ohne Leberschädigung wird allerdings der Wert der Probe herabgesetzt. Immerhin glaube ich, daß man nach den Befunden der französischen Autoren, H. MÜLLERS alten und neuen Erfahrungen, H. BORCHARDTS und eigenen Beobachtungen eine positive Probe zur Stütze der Diagnose bei vermuteter Lebererkrankung heranziehen sollte. Außer beim hämolytischen Ikterus ist die Probe bei jeder Gelbsucht meist positiv, aber auch bei Cholelithiasis, Lebercirrhose, Lebertumoren, ohne daß Ikterus besteht, während sie bei Stauungsleber negativ sein kann. Nach DOUMER läßt sich bei Leberkranken eine Cholalurie durch Eingabe von 1,5 g Natriumglycocholat provozieren.

Technik: Stets frischen und filtrierten Urin benutzen. Aufstreuen eines kleinen Häufchens Sulfur. dep. oder Sulfur. sublimatum, der sorgfältig vor Feuchtigkeit bewahrt werden soll, auf den in ein Spitzglas oder Petrischälchen gegossenen Urin. Beobachtung bis zu 20 Minuten, ob Schwefelkörnchen niedersinken. Über Stalagmometrie s. H. BORCHARDT, SOMMER, A. ADLER, E. CH. MEYER.

Unsere Ergebnisse über die Leberfunktionsprüfung überblickend, müssen wir sagen, daß auf diesem Gebiete zwar sehr viel Arbeit geleistet ist, daß aber viele Methoden sich nur für den klinischen Betrieb eignen, und daß die Ergebnisse vielfach noch schwankend sind. Für den Praktiker am Krankenbett sind nur einige Methoden brauchbar. Praktisch würde man etwa so vorgehen: Untersuchung des Morgens- und Nachmittagsurin auf Urobilinogen, evtl. nach Verabfolgung von Gallenpulver oder Zuckergabe, ferner auf Gallensäuren und Bilirubin. Untersuchung des Duodenalsaftes auf Gallenfarbstoffgehalt, Eiweiß und Urobilinogen, Bestimmung der Indigocarmin- oder Methylenblauausscheidung mit der Galle oder der Phenolphthaleinfarbstoffretention im Blut. Untersuchung des Blutserums auf Menge und Art des Blutbilirubins. Anstellung der Lävulose- und Galaktoseprobe.

Nieren.

Von

M. ROSENBERG - Berlin.

Die Funktion der Nieren besteht in der Ausscheidung von Wasser, Salzen, Stoffwechselschlacken und körperfremden, in den Organismus hereingebrachten harnfähigen Substanzen. Diese Ausscheidung, die auch als wichtigster Regulator für die Konstanz des Säure-Basen- und des Ionengleichgewichts im Körper dient, erweist sich immer mehr als eine echte, unter dem Einfluß des Nervensystems stehende *Sekretion*, die offenbar sehr verwickelten und zum größten Teil noch unerforschten Gesetzen unterliegt; wir wissen von diesen nur so viel, daß die Ausscheidung eines Stoffes nicht nur abhängig ist von seiner Konzentration im Blut, sondern daß seine Anhäufung in den Geweben häufig einen viel stärkeren diuretischen Einfluß ausübt, wie dies bisher vom Kochsalz und von manchen Zuckerarten nachgewiesen werden konnte. Ob die Niere neben der exkretorischen noch eine inkretorische Funktion besitzt, wissen wir nicht sicher, doch scheinen einige Tatsachen dafür zu sprechen, wie z. B. der Umstand, daß nach doppelseitiger Nierenexstirpation oder schwerster akuter Zerstörung des Nierenparenchyms (Hg-Vergiftung) der hierdurch gesetzte Schaden (Azotämie) in viel schnellerem Tempo fortschreitet als bei einfach mechanischer (z. B. kalkulärer) Anurie ohne Erkrankung des Nierenparenchyms (M. ROSENBERG).

Wir müssen uns bei unseren Betrachtungen beschränken auf die exkretorische Funktion der Niere und ihre Prüfung vom Standpunkt des Internisten und müssen uns von vornherein darüber klar sein, daß eine solche Funktionsprüfung weniger diagnostische als prognostische und diätetisch-therapeutische Zwecke verfolgt. Denn wir wissen zwar, daß gewisse Funktionsstörungen bei gewissen Nierenerkrankungen auftreten können, bei anderen nicht, in der Hauptsache aber ist das Vorhandensein oder Fehlen von Funktionsstörungen weniger von der Art als von der Schwere des pathologischen Prozesses in der Niere abhängig, und die Versuche, durch gewisse Partialfunktionsstörungen Anhaltspunkte für die Erkrankung gewisser Gewebsabschnitte zu gewinnen, müssen als gescheitert angesehen werden und werden wegen des verwickelten Ineinanderspiels der verschiedenen bei der Nierensekretion beteiligten Gewebssysteme vielleicht niemals zum Ziele führen.

Es muß ferner im Auge behalten werden, daß eine Funktionsprüfung uns nur ein *augenblickliches Zustandsbild* von der Nierentätigkeit und ihrer Störung entwerfen kann, daß uns aber über einen etwaigen Fort- oder Rückschritt des Funktionsausfalls nur wiederholte Funktionsprüfungen unterrichten können. Die Funktionsprüfung der Niere darf schließlich niemals als eine Untersuchungsmethode an sich betrachtet werden, sie bildet vielmehr nur einen, wenn auch sehr wertvollen, Teil der gesamten klinischen Untersuchung, die sich auch auf den Harnbefund, den Blutdruck, das Verhalten des Herzens und u. U. auch anderer Organe zu erstrecken hat.

Die exkretorische Funktion der Niere kann man prüfen, indem man feststellt, in welcher Weise und Zeit die Niere die Ausscheidung einer gewissen Menge eines körpereigenen (Wasser, Harnstoff, Kochsalz, Säure, Alkali) oder körperfremden (Milchzucker, Jod, Farbstoffe) Stoffes zustande bringt, nachdem vorher der Ausscheidungstypus der gesunden Niere und seine Variationsbreite festgelegt ist. Dabei kann man physiologische Verhältnisse wählen, indem man die Menge der auszuscheidenden Substanz so bemißt, wie sie bei der gewöhnlichen Ernährung üblich ist (Probemahlzeit, SCHLAYER, STRAUSS), oder man kann die Niere über das physiologische Maß hinaus anstrengen, indem man die verabfolgte Substanz in abnorm großer Menge oder mit abnorm wenig Flüssigkeit darreicht (Belastungsproben). Schließlich kann man feststellen, welche Folgezustände durch eine ungenügende exkretorische Nierentätigkeit im Organismus entstanden sind, am einfachsten durch chemische oder physikalische Untersuchung des Blutes. Da die Niere bestrebt ist, solche Allgemeinschäden nach Möglichkeit zu verhüten, und zu diesem Zweck über mancherlei Regulationsmechanismen verfügt, ist es klar, daß wir solche Veränderungen der Blutbeschaffenheit nur bei schweren renalen Funktionsstörungen antreffen werden.

Angesichts der Tatsache, daß die Nierentätigkeit in enger Beziehung zu anderen Organfunktionen (Blutumlauf, Stoffaustausch zwischen Geweben und Blut) steht, kann es nicht wundernehmen, daß alle Nierenfunktionsprüfungen in ihren Ergebnissen, durch Funktionsstörungen, die außerhalb der Niere gelegen sind, beeinträchtigt werden können; die *Möglichkeit solcher extrarenalen Störungen muß daher in jedem Einzelfalle erwogen werden*, damit nicht die Tätigkeit der Niere bei schlechtem Funktionsausfall u. U. zu Unrecht als geschädigt angesprochen wird. Die Belastungsproben sind naturgemäß und erfahrungsgemäß Methoden, die Insuffizienzerscheinungen der Niere am frühesten erkennen lassen, auch zu einer Zeit, in der die Niere den Aufgaben des täglichen Bedarfs noch vollauf genügt, da die Niere zur Bewältigung derartiger abnorm großer Aufgaben eine gewisse Reservekraft heranziehen muß, deren Fehlen unter physiologischen Ernährungsverhältnissen noch nicht zum Ausdruck zu kommen braucht. Andererseits werden diese feinsten Proben auch am leichtesten durch extrarenale Störungen beeinflußt, so daß ihre Ergebnisse nur unter Ausschluß dieser Momente berücksichtigt werden dürfen.

Die ältesten und einfachsten Nierenfunktionsprüfungen sind die *Farbstoffmethoden*, bei denen Ausscheidungsart und -dauer des per os, subcutan oder intravenös beigebrachten Farbstoffs (Methylenblau, Indigocarmin, Phenolsulfonphthalein, Uranin) beobachtet werden. Für die innere Klinik haben sich diese Methoden in Deutschland keine größere Anhängerzahl erwerben können, und das mit Recht, denn sie geben uns zwar einen gewissen Anhaltspunkt über die Gesamtfunktion der Niere, aber keinen Einblick in die Art der etwa vorhandenen Funktionsstörung, sie sagen uns nichts darüber aus, inwieweit die Niere ihren täglichen, physiologischen funktionellen Aufgaben gewachsen ist, zu der ja die Ausscheidung körperfremder Farbstoffe nicht gehört. Auch für die Anwendung anderer *körperfremder* Substanzen trifft etwa das gleiche zu, wenn auch LITZNER kürzlich an dem Schlayerschen Material gezeigt hat, daß sich mit der Jod- und Lactoseprüfung gute prognostische Urteile gewinnen lassen. Über den Wert der neuerdings von NYIRI angegebenen Thiosulfatprobe ist ein abschließendes Urteil noch nicht möglich. Wertvoller für die Klinik sind aber zweifellos die *körpereignen Stoffe*, schon weil sie uns mehr *therapeutische* Anhaltspunkte an die Hand geben, denn es ist klar, daß die Zufuhr einer Substanz um so mehr eingeschränkt werden muß, je weniger sich die Niere ihrer Ausscheidung gewachsen zeigt. Um die Ausscheidung von Zulagen mancher körpereigner Stoffe (N, NaCl) im Bilanzversuch, wie er in etwas vereinfachter Form heute noch besonders von LICHTWITZ empfohlen wird, zu prüfen, ist aber ein gewisser klinischer Apparat und viel Zeit erforderlich, denn es muß die Ausscheidung dieses Stoffes bei gleichbleibender Zufuhr einige Tage vor und einige Tage nach der Belastung geprüft werden, wenn man ein Urteil über die Ausscheidung der Zulage selbst gewinnen will. Glücklicherweise ist aber, wie wir gleich sehen werden, diese etwas umständliche Prozedur in fast allen Fällen überflüssig, da man sich auch auf einfachere Weise ein Urteil über die Ausscheidungsverhältnisse der einzelnen körpereignen Stoffe verschaffen kann, so daß wir diese früher auch von uns viel benutzten Bilanzversuche für praktisch-klinische Zwecke seit einigen Jahren ganz aufgegeben haben.

Obwohl wir über die Physiologie der Niere noch auffallend dürftige, und vor allem wenig gesicherte Kenntnisse besitzen, sind wir dennoch in der Lage, uns über die tatsächliche Arbeitsleistung des erkrankten Organs ein viel besseres Urteil zu bilden, als dies bei vielen anderen Organen zur Zeit möglich ist. Denn um die harnfähigen Stoffe aus dem Organismus herauszuschaffen, muß die Niere zunächst in der Lage sein, genügend *Lösungswasser* abzuscheiden. Ob diese Fähigkeit in normaler Breite vorhanden ist, darüber gibt uns die Harnmenge an sich nicht immer zuverlässige Auskunft, es kann z. B., wie im ersten Stadium der Schrumpfnieren, die Wasserausscheidung sehr groß und trotzdem das Wasserausscheidungsvermögen (VOLHARD) schwer gestört sein. Die Niere arbeitet hier dauernd unter Einsatz ihrer letzten Reservekraft, und belastet man sie in der gleich zu erörternden Weise mit größeren Flüssigkeitsmengen, so scheidet sie dieses Übermaß nicht oder nur sehr verzögert aus. Auch die Wasserbilanz (Flüssigkeitsmenge der Nahrung minus Harnmenge) ist ein sehr trügerischer Wert, weil sie die extrarenalen Wasserabgaben, vor allem die oft recht erhebliche Perspiratio insensibilis, nicht berücksichtigt, und weil der Wassergehalt der Nahrungsmittel schwer und immer nur mit annähernder Genauigkeit bestimmbar ist. Das beste Mittel zur Prüfung des Wasserausscheidungsvermögens ist vielmehr die

Nieren. 91

Messung der Harnmenge, die in einem gewissen Zeitabschnitt nach Zufuhr einer bestimmten Flüssigkeitsmenge entleert wird. In zweiter Linie muß die Niere, wenn ihr nicht reichlich Lösungswasser vom Organismus zur Verfügung gestellt wird, in der Lage sein, die ihr zuströmenden Schlacken in weniger Wasser zu lösen, als dies im Blut der Fall ist, sie muß also die ihr durch das Blut zugeführte Schlackenlösung *konzentrieren*. Ob sie diese Konzentrationsarbeit leisten kann, erkennt man am einfachsten, wenn man die Versuchsperson dursten läßt, ihr aber eine salz- und eiweißreiche Nahrung zuführt. Kann aber die Niere gut Lösungswasser ausscheiden und gut die einzelnen Schlacken konzentrieren, so muß die Ausscheidung aller harnfähigen Stoffe — wenn extrarenale Störungen nicht bestehen — gut sein, sind in der einen oder anderen Hinsicht Störungen vorhanden, so können diese in gewisser Weise auf die Ausscheidung der gelösten Stoffe zurückwirken. *Wir kommen daher für alle praktischen Zwecke mit der Prüfung des Konzentrations- und Wasserausscheidungsvermögens nach Belastung aus und benötigen hierzu keine weiteren Hilfsmittel als ein Meßglas, ein Urometer und allenfalls eine Körperwage.* Wir führen diese Prüfung nach Erfahrungen an über 5000 klinischen Fällen aus unter Zugrundelegung des VOLHARDschen Wasser- und Durstversuchs, führen diese Proben aber, um extrarenale Momente möglichst auszuschalten oder sicher festzustellen, noch mit besonderen Vorsichtsmaßregeln in folgender Weise aus:

Der Kranke, der täglich morgens nüchtern gewogen wird, erhält 2 Tage lang eine mittlere Flüssigkeitsmenge von etwa 1500 ccm (einschließlich Suppen, Obst und Gemüse), am Morgen des 3. Tages nüchtern nach völliger Entleerung der Blase 1500 ccm Wasser in Form von Limonade oder dünnem kalten Tee, das er in einer halben Stunde austrinken muß. Danach soll er 4 Stunden lang halbstündlich Urin lassen, dessen Menge und spezifisches Gewicht jedesmal bestimmt wird. Es folgen dann wieder 1—2 Tage mit mittlerer Flüssigkeitseinstellung und schließlich ein letzter Tag, an dem innerhalb 24 Stunden nur 400—500 Gesamtflüssigkeit aber reichliche, oder wenigstens nicht subnormale Mengen von Eiweiß und Salz gereicht werden, Menge und spezifisches Gewicht der spontan gelassenen Einzelportionen des Harnes werden wiederum bestimmt. Die tägliche Feststellung des Körpergewichts zeigt etwaige Wasserretentionen oder -ausschwemmungen an und vervollständigt dadurch die Übersicht über die Wasserbilanz, außerdem zeigt sie aber, ob etwa latente Ödeme im Bildungs- oder Ausschwemmungsstadium das Ergebnis beider Versuche beeinflussen. In manchen Fällen, wo sich extrarenale Störungen mit Sicherheit ausschließen lassen, wird man diese Vorsichtsmaßregeln außer acht lassen und Wasserversuch

(W.-V.) und Konzentrationsversuch (K.-V.) an 2 aufeinanderfolgenden Tagen vornehmen können (W.-V. am 1., K.-V. am 2. Tage). Jedoch halten wir es nicht für zweckmäßig, den K.-V. mittags unmittelbar an den W.-V. anzuschließen, um beide Untersuchungen an einem Tage zusammenzufassen, da gerade bei Funktionsstörungen die Wasserschwankungen dann noch nicht ausgeglichen sein können, die Wirkung der Wasserbelastung und Wasserentziehung interferieren und unsichere oder selbst falsche Resultate für das Konzentrationsvermögen ergeben. Während des W.-V. und K.-V. muß Bettruhe eingehalten werden.

Der W.-V. verläuft beim Gesunden so, daß die getrunkene Flüssigkeitsmenge innerhalb 4 Stunden wieder ausgeschieden wird, und zwar weit über 50% in den ersten 2 Stunden, wobei das spezifische Gewicht in den ersten Harnportionen schnell bis 1001 oder darunter absinkt. Bei Überempfindlichkeit der Niere (SCHLAYER), wie sie sich bei allerleichtester Schädigung findet, ist die Wasserausscheidung *überschießend*, d. h. es werden statt $1^1/_2$ l 2 l Harn oder noch mehr entleert. Bei etwas stärkerer Störung der Wasserausscheidung werden zunächst die einzelnen Harnportionen gleich groß, so daß sich die Gesamtausscheidung ziemlich gleichmäßig über die 4 Stunden verteilt, bei noch schwererer Schädigung nimmt dann auch die Gesamtmenge mehr und mehr ab, das spezifische Gewicht erreicht nicht mehr so niedrige Werte und bleibt schließlich bei schwerster Störung in den geringen Harnportionen um 1011 fixiert. Unter Umständen zeigt eine Erhöhung des Körpergewichts am folgenden Morgen, daß sich der Organismus auch nach 24 Stunden noch nicht ins Wassergleichgewicht gesetzt hat.

Der K.-V. liefert beim Gesunden ein spezifisches Gewicht von 1025 oder darüber in den späteren Harnportionen, die Gesamtharnmenge ist erheblich niedriger als an den Vortagen, und das Körpergewicht zeigt am folgenden Morgen keine erhebliche Verminderung. Bei Konzentrationsstörung steigt das spezifische Gewicht in den Einzelportionen viel weniger an oder bleibt bei schwerster Konzentrationsschädigung um 1011 fixiert, die Gesamtharnmenge ist nicht wesentlich geringer als an den Vortagen, und die starke Abnahme des Körpergewichts am folgenden Morgen beweist, daß der Körper erhebliche Mengen Gewebswassers hergegeben hat, um trotz der Konzentrationsschwäche durch Vermehrung der Harnmenge die Schlackenausfuhr zu bewältigen.

Der K.-V. erübrigt sich natürlich, wenn das spezifische Gewicht an den Vortagen 1025 erreicht oder übersteigt. Der W.-V. kann im akutesten Stadium der akuten Glomerulonephritis die Nierenerkrankung infolge der plötzlichen Wasserüberlastung mitunter verschlimmern und ist hier daher besser zu unterlassen. Der K.-V. kann bei vorgeschrittneren Schrumpfnierenkranken gefährlich werden, weil er die infolge der Konzentrationsbeschränkung darniederliegende Schlackenausfuhr durch verringerte Flüssigkeitszufuhr noch weiter erschwert und die Azotämie vermehrt; er ist in diesen Fällen, wie stets bei vorhandener N-Retention, auch entbehrlich, zumal die um 1011 fixierten Gewichte der spontanen Harnportionen schon die bestehende Nierenstarre anzeigen. Der W.-V. und K.-V. sind unbrauchbar, wenn Ödeme in Entstehung begriffen, vorhanden sind, oder ausgeschwemmt werden. Denn es ist selbstverständlich, daß die Niere das per os zugeführte Wasser nicht ausscheiden kann, wenn es sie gar nicht erreicht, sondern vorher in den peripheren Körpercapillaren die Blutbahn verläßt, um in die Gewebsspalten abzuwandern, und daß anderseits die Niere häufig nicht die Konzentrationsarbeit auf sich nehmen wird, wenn ein reichlicher Wasservorrat im Körper ihr erlaubt, auch ohne diese Anstrengung mit vermehrter Harnmenge die Schlackenausfuhr zu bewältigen. Ebenso können Flüssigkeitsergüsse in die serösen Höhlen, Störungen der Schilddrüsenfunktion, Behinderung der Resorption im Magen-Darmkanal, Durchfälle, starke Fettleibigkeit, manche Lebererkrankungen und andere extrarenale Ursachen zuweilen den Ausfall des W.-V. und K.-V. beeinflussen.

Die angegebene Methodik erlaubt es aber im allgemeinen auch, ein sicheres Urteil über die *Ausscheidungsfähigkeit der Niere für jeden einzelnen harnfähigen Körper* zu gewinnen. Denn diese muß ja gut sein, wenn das Wasserausscheidungsvermögen nicht gelitten hat, und wenn das Konzentrationsvermögen für die betreffende Substanz gut ist. Ohne auf das umstrittene Gebiet der „*Partialfunktionsstörungen*" der Niere hier näher einzugehen, muß also hervorgehoben werden, daß die Ausscheidungsfähigkeit der Niere z. B. für N oder für NaCl gut ist, wenn sich der W -V als normal und die N- oder NaCl-Konzentration im Harn des Konzentrationstages bei reichlicher N- oder NaCl-Zufuhr als hoch erweist; die umständlichere Prüfung dieser Partialfunktionsstörung durch Feststellung der Bilanz unter Zuhilfenahme einer einmaligen Belastung ist daher u. E. überflüssig.

Wenn nun die Wasserausscheidungs- oder Konzentrationsfähigkeit der Niere so weit gesunken ist, daß alle harnfähigen Stoffwechselschlacken nicht mehr ausgeschieden werden können, sammeln diese sich im Körper an, und zwar sowohl im Blut als in den Geweben. Im allgemeinen ist nun die *Verteilung der Schlakken auf Blut und Gewebe ziemlich gleichmäßig* (BECHER, M. ROSENBERG), so daß der *Schlackengehalt des Blutes* zwar kein absolutes Maß, aber einen *brauchbaren Indicator für die gesamte Schlackenretention* abgibt.

Den Schlackengehalt des Blutes bestimmen wir heute am besten auf chemischem Wege, sei es durch Ermittlung einzelner N-haltiger Eiweißverbrennungsprodukte, sei es durch Ermittlung ihrer Gesamtmenge im Rest-N. Die Bestimmung der *Gefrierpunktserniedrigung* des Blutes (δ) ist in vieler Hinsicht irreführend und muß, obwohl sie sich noch in chirurgischen Kreisen zuweilen einiger Gunst zu erfreuen hat, als *unsichere und veraltete Methode* bezeichnet werden. Zu allererst macht sich, wie schon vor 10 Jahren amerikanische Autoren (MYERS, FINE und LOUGH) nachgewiesen haben und wie neuerdings auch von E. KRAUSS und STEINITZ hervorgehoben wird, die Retention der *Harnsäure* bemerkbar. Leider besitzen wir aber bisher keine einfache quantitative Methode, um diese exakt im Blut zu bestimmen, und dieser Mangel ist für die Zwecke der Nierenfunktionsprüfung um so empfindlicher, als die Erhöhung der Blutharnsäure bei Niereninsuffizienz im Vergleich zu den folgenden Substanzen nur gering ist. An zweiter Stelle steigt der *Blutharnstoff* an, der wohl am sichersten mit der *Urease-Permutitmethode* (Technik s. ROSENBERG, Klinik der Nierenkrankheiten, Berlin S. Karger 1927) bestimmt wird; wir benutzen daneben immer noch das der französischen Klinik entnommene *Bromlaugeverfahren*, dessen Technik UMBER vor einigen Jahren mitgeteilt hat (Zentralbl. f. inn. Med. 1917, S. 38), obwohl wir damit nicht den Harnstoff gesondert, sondern gleichzeitig einen Teil des Ammoniaks, der Harnsäure und des Kreatinins bestimmen, was aber für den vorliegenden rein klinischen Zweck eher einen Vorteil als Nachteil bedeutet. Die Gesamtmenge aller stickstoffhaltigen Schlacken gibt uns der Reststickstoff (nach der Makro- oder Mikro-KJELDAHL-Methode bestimmt) an. Wir legen ferner großen Wert auf die *Kreatinin-* (Folinsche Methode) und vor allem auf die *Indicanbestimmung* im Blut; für letztere habe ich 1916 eine einfache und klinisch ausreichend genaue Schätzungsmethode angegeben (Münch. med. Wochenschr. 1916, S. 4), die bisher an anderen Stellen nur wenig Verwendung gefunden hat, und die ich im folgenden in der Art, wie sie sich uns im Laufe der Jahre außerordentlich bewährt hat, kurz schildern möchte:

Gleichweite, nicht zu enge Reagensgläser werden mit abfallenden Mengen mit 20proz. Trichloressigsäure zu gleichen Teilen enteiweißten und filtrierten Serums gefüllt, und zwar je nach der ungefähr erwarteten Indicanmenge mit 6, 5, 4, 3,0, 2,5, 2,0, 1,5, 1,0, 0,9, 0,8, 0,7 — 0,2 0,1 ccm Serum-Trichloressigsäurefiltrat. Mit destilliertem Wasser wird überall auf 10 ccm aufgefüllt, dann 1 ccm 5proz. Thymolspiritus und 10 ccm OBERMEYERS Reagens in jedes Reagensglas zugefügt und jedesmal kräftig durchgeschüttelt. Es bildet sich nun bei Anwesenheit von Indican, wie JOLLES gezeigt hat, ein je nach der Konzentration rosa bis violett gefärbter Körper, das Indolignon, das nach 2stündigem Stehen mit 2 ccm Chloroform in jedem Reagensglas ausgeschüttelt wird. Da nun nach JOLLES diese Indicanreaktion noch eben positiv ausfällt, wenn sich in 10 ccm der untersuchten Flüssigkeit 0,0032 mg Indican befinden, braucht man nur festzustellen, in welchem

Röhrchen das Chloroform eben rosa gefärbt ist, um die im Blut vorhandene Indicanmenge zu schätzen. Zeigt beispielsweise nur das Röhrchen mit 6 ccm Serum-Trichloressigsäurefiltrat (= 3 ccm Serum) eine rosa Färbung, so beträgt das Blutindican 0,107 mg % (obere Normalgrenze), ist das Chloroform in dem Röhrchen mit 2,5 ccm Serum-Trichloressigsäurefiltrat eben rosa gefärbt, in dem Röhrchen mit 2,0 ccm Filtrat aber nicht mehr, so enthält das Blut 0,256 mg % Indican. Hervorzuheben ist, daß Jod das Chloroform unter den gegebenen Bedingungen ebenfalls rosa färbt, daß also bei gleichzeitiger oder nach kurz vorausgegangener Jodmedikation diese Indicanbestimmung nicht verwendbar ist.

Der Rest-N und Blutharnstoff hängen nun nicht nur von der Nierentätigkeit ab, sie können u. U. auch beeinflußt werden von dem *N-Gehalt der Nahrung* und können auch bei intakter Niere erhöht werden durch *erhöhten Eiweißzerfall* bei den verschiedensten Infektionskrankheiten, sowie bei *erheblicheren Zirkulationsstörungen* (Stauungsniere). Die Blutharnsäure ist ferner bei Gicht, Leukämie und manchen Vergiftungen erhöht. Diesen extrarenalen Beeinflussungen ist das Indican (und auch das Kreatinin) in viel geringerem Grade unterworfen, seine Konzentration im Blute ist daher häufig ein besserer Gradmesser der Niereninsuffizienz als die des Harnstoff oder Rest-N. Ferner hat sich uns aber gezeigt, daß bei chronischer Niereninsuffizienz das Indican verhältnismäßig früh und stark, bei akuter verhältnismäßig spät und wenig im Vergleich zum Harnstoff oder Rest-N ansteigt, so daß uns das Verhältnis von Blutindican zum Blutharnstoff oder -rest-N in zweifelhaften Fällen oft zu unterscheiden gestattet, ob eine akute oder chronische Niereninsuffizienz vorliegt. Der zur Verfügung gestellte Raum erlaubt es nicht, auf diese Fragen näher einzugehen, ich muß daher betreffs Einzelheiten auf meine „Klinik der Nierenkrankheiten" (Berlin, S. Karger, 1927) verweisen und möchte nur zusammenfassend betonen, daß die *Niereninsuffizienz* im allgemeinen *um so schwerer ist, je höher der Spiegel aller Eiweißschlacken im Blut ansteigt, daß aber das Indican in der Beurteilung der Insuffizienz ein noch sicherer Führer ist als Harnstoff und Rest-N*. Auch das Indican kann zwar ohne Niereninsuffizienz eine gewisse Vermehrung im Blute erfahren, wenn seine Bildung im Organismus stark vermehrt ist (Ileus, Peritonitis, Gangrän), aber das Vorhandensein derartiger zu vermehrter Eiweißfäulnis führender Erkrankungen läßt sich wohl ohne Schwierigkeit in jedem Falle mit Sicherheit nachweisen oder ausschließen.

Die oberen normalen Grenzwerte sind für den Harnstoff 40 mg, für den Rest-N 40 mg, für das Kreatinin 2 mg, für das Indican 0,107 mg, für die Harnsäure 4 mg %. Bei schwerer Urämie finden sich Werte bis zu 400—700 mg Harnstoff und Rest-N, 35 mg Kreatinin, 10—20 mg Harnsäure und 6,4 mg % Indican.

Liegt eine beträchtliche Retention dieser Schlacken vor, so ist sie stets Folge eines schlechten Wasserausscheidungs- und Konzentrationsvermögens der Niere, die Anstellung des W.-V. und K.-V. erübrigt sich daher meist in solchen Fällen.

Der Nachweis der Vermehrung von Phenolen, Kresolen, aromatischen Oxysäuren und Farbstoffchromogenen im Blut bei chronischer Niereninsuffizienz, den BECHER jüngst erbracht hat, ist vorläufig noch zu schwierig und erfordert zu große Blutmengen, um unter die klinischen Funktionsprüfungen aufgenommen zu werden. Hingegen habe ich bereits vor Jahren auf die Anwesenheit eines Chromogens der *Urosein*-Farbstoffgruppe im Blute derartiger Fälle aufmerksam gemacht, das in dem mit Trichloressigsäure enteiweißten Blute nach kurzem Kochen zur Bildung des rosa Farbstoffs führt, der auf den ersten Blick die Diagnose einer schweren Niereninsuffizient ermöglicht; hat das Blut vor der Enteiweißung schon längere Zeit gestanden, so tritt statt der rosa Färbung eine bräunliche auf. BECHER empfiehlt neuerdings die Xanthoproteinreaktion im enteiweißten Serum als Indicator der Niereninsuffizienz zu verwenden.

In letzter Zeit ist der Wert der Ambardschen Formel, die das Verhältnis des Blutharnstoffs zum Urinharnstoff feststellen soll, viel diskutiert worden, und die Methode hat begeisterte Anhänger sowohl als erbitterte Gegner gefunden. Eine gewisse Berechtigung ist den besonders von LUBLIN vorgebrachten theoretischen Bedenken gegen die Ambardsche Formel[1]) zweifellos zuzusprechen, doch hat uns die praktische Untersuchung ergeben, daß die Ambardsche Methode meist recht brauchbare Resultate liefert, besonders wenn man, wie schon SCHIROKAUER empfohlen hat, die 24 stündige Harnmenge zur Errechnung der ausgeschiedenen Harnstoffmenge (D), nicht durch Multiplikation einer 1-Stunden-Menge mit 24 bestimmt, sondern die während des Tages tatsäch-

---

[1]) $\dfrac{U}{\sqrt{\dfrac{D \cdot 70 \cdot \sqrt{c}}{p \cdot 5}}}$, worin U den Blutharnstoff in Gramm pro Mille,

D die absolute in 24 Stunden ausgeschiedene Harnstoffmenge, c die Harnstoffkonzentration in der untersuchten Harnportion, p das Körpergewicht bedeutet. Der Normalwert beträgt 0,07—0,09, mit zunehmender Funktionsstörung steigt der Wert. Die Ausrechnung der Ambardschen Formel ist ebenfalls in meinem schon erwähnten Buche näher erläutert.

lich ausgeschiedene Harnmenge der Berechnung zugrunde legt. *Die Ambardsche Zahl ist hauptsächlich dann von Bedeutung, wenn der Blutharnstoff noch normal ist, aber trotzdem Funktionsstörungen vermutet werden.* Es muß zur Errechnung der Ambardschen Konstante die in einer Stunde entleerte, genau gemessene Harnportion und das während dieser Stunde entnommene Blut auf den Harnstoffgehalt untersucht und die sich ergebenden Werte in die Ambardsche Formel eingesetzt werden. Die Ambardsche Methode hat vor der u. E. viel feineren Prüfung mittels W.-V. und und K.-V. den Vorteil der Kurzfristigkeit voraus, da der Patient zu dieser Untersuchung nur für 1 Stunde benötigt wird, während er für W.-V. und K.-V. mindestens 2 Tage braucht; deswegen ist die Ambardsche Zahl besonders für ambulante Untersuchungen wertvoll. Nach unseren Erfahrungen, die mit denen von NYIRI übereinstimmen, ist das Vorhandensein einer Funktionsstörung zweifelhaft, wenn der Wert der Ambardschen Konstante unter 0,15 liegt, während bei höheren Zahlen sicher mit einem Funktionsausfall zu rechnen ist. Aus der Höhe der Ambardschen Zahl auf die Menge des noch funktionsfähigen Nierenparenchyms zu schließen, wie AMBARD und einige seiner Anhänger wollen, halten wir aber keinesfalls für zulässig.

Die in den letzten Jahren von VEIL festgestellten *Störungen des Kochsalzstoffwechsels und der Serum-Kochsalzkonzentration* bei beginnender (Hyperchlorämie) und vorgeschrittener (Hypochlorämie) Niereninsuffizienz bedürfen noch der Erprobung an einem größeren Material und eines Vergleiches mit den bisher genannten Methoden, um festzustellen, ob sie sich zur klinischen Funktionsprüfung eignen. Das gleiche gilt für die ,,Dysmineralisation" (L. BLUM) des Blutes, die bei Niereninsuffizienz beobachtet wurde, und nach den bisherigen Feststellungen in einer Vermehrung des Kaliums und anorganischen Phosphors, Verminderung des Kalziums, relativer Chloranreicherung und Natriumverminderung besteht, sowie für die neuerdings angestellten Untersuchungen über die *physikalisch-chemischen Regulierungsaufgaben* der Niere, die ihr als Ausscheidungsorgan für saure und für alkalische Valenzen zukommt. Die Funktionsproben sind hier prinzipiell der gleichen Art wie die oben beschriebenen. Mit Hilfe der Methode von MICHAELIS und RONA wird die Wasserstoffionenkonzentration des Harns bestimmt und so z. B. die Anpassungsfähigkeit der Niere nach Säure- und Alkalibelastung (REHN und GÜNZBURG) geprüft, oder die Spontanschwankungen der Harnacidität bei 2 verschiedenen Diätformen festgestellt, die einmal vorwiegend saure, einmal vorwiegend alkalische Valenzen enthalten (BECKMANN). Auch hier greifen wieder extrarenale Faktoren störend ein, z. B. die individuell verschieden starke Säureabscheidung durch den Magen (STARCKE). Bei schwerer Niereninsuffizienz kommt es in betreff des Säure-Basen-Gleichgewichts zu einer Rückwirkung auf die Körpersäfte und das Blut, in dem STRAUB und MEIER eine Hypokapnie (Verminderung des Kohlensäurebindungsvermögens) und Änderung der aktuellen Reaktion nach der sauren Seite hin feststellen konnten. Ein die Sicherheit der Ergebnisse und die Handlichkeit der Methodik umfassender Vergleich zwischen diesen neueren und den oben besprochenen älteren Methoden steht noch aus, doch erwecken unsere bisherigen Untersuchungen in uns die Hoffnung, daß wir in dem Ausschlag der p_H-Kurve des Harns nach peroraler Alkalibelastung einen recht feinen Indikator auch für leichtere Nierenfunktionsstörungen gewinnen werden.

Auf die *therapeutischen Ausblicke*, die uns eine gute Nierenfunktionsprüfung liefern soll, kann wegen des zur Verfügung gestellten beschränkten Raumes nur noch in aller Kürze hingewiesen werden, zumal sie bereits früher mehrfach gestreift worden sind. *Prinzipiell muß sich die diätetische Einstellung jedes Nierenkranken richten nach der Art und Schwere der renalen und extrarenalen (z. B. Ödeme) Funktionsstörungen, und wo solche fehlen, ist eine besondere diätetische Beschränkung im allgemeinen überflüssig.* Bei beschränktem Konzentrations-, aber leidlichem Wasserausscheidungsvermögen muß reichlich Flüssigkeit, aber wenig harnfähige Schlacken bildende (Eiweiß, Salze) Kost gereicht werden, bei extrarenaler Wasser- und Salzretention, aber ungestörter Nierenfunktion (überwiegend nephrotische Erkrankung) ist Salz- und Wasserzufuhr zu beschränken, während Eiweiß und die meisten Gewürze in normaler Menge genossen werden dürfen. Diese Beispiele mögen genügen, um den praktisch-therapeutischen Wert der oben skizzierten Nierenfunktionsprüfung zu zeigen, ein Eingehen auf Einzelheiten müssen wir uns an dieser Stelle versagen.

Pankreas.

Von

K. GLAESSNER - Wien.

Überblickt man die Fortschritte, welche die Diagnostik der Pankreasaffektionen in den letzten zehn Jahren geleistet hat, so ist darin ohne Zweifel ein gewisser Stillstand zu beobachten. Die Gründe dafür sind nicht sicher, doch ist es möglich, daß der Weltkrieg daran schuld ist, daß man sich weniger mit wissenschaftlichen als praktischen Problemen, die mit den Kriegsleiden direkt in Zusammenhang standen, beschäftigte und dadurch dieses Gebiet eher vernachlässigen zu können glaubte. Konnte ich vor etwa zehn Jahren aussprechen, daß die Beschäftigung mit dem Problem der Pankreasdiagnostik sich auf Grund der physiologischen und experimentell-pathologischen Forschung günstig entwickle, so haben wir heute nur geringe Fortschritte zu konstatieren. Bekanntlich ist die Diagnose einer Pankreaserkrankung abhängig a) vom klinischen Befund, b) vom Ausfall der Untersuchungen des externen und internen Sekretes des Pankreas, die beide gestört sein können. Aus dem somatischen Befund und aus der Art der Ausfallserscheinungen läßt sich häufig — nicht immer — ein Bild von der Störung, die das Pankreas betrifft, machen. Betrachten wir zunächst das klinische Bild:

Die *Anamnese* gibt oft wertvolle Anhaltspunkte für das Vorhandensein einer Pankreasaffektion. So wissen wir, daß chronische Gallensteinleiden zu Pankreatitis führen, daß Ulcera ventriculi mit Pankreatitis vergesellschaftet sind, daß das Auftreten einer rasch wachsenden großen Geschwulst im Bauch für eine Cyste spricht, daß Ikterus und Kräfteverfall einem Pankreascarcinom zukommt, daß fettsüchtige Personen leichter an akuter Pankreasnekrose erkranken usw., daß Koliken, deren Sitz in der Mittellinie sich befindet, auf Pankreassteinkoliken schließen lassen usw.; Tuberkulose, Lues, Dysenterie sind anamnestisch bedeutungsvoll (GLAESSNER).

Von subjektiven Symptomen ist der *Schmerz* an erster Stelle zu nennen; dieser Schmerz hat etwas Eigentümliches in der Lokalisation. Er wird stets als in der Oberbauchgegend quer verlaufender kolikartiger Schmerz von außerordentlicher Heftigkeit geschildert, in die Gegend des linken Rippenbogens bis zur Wirbelsäule und in das linke Schulterblatt ausstrahlend; im allgemeinen kann man sich auf dieses Symptom allein nur dann verlassen, wie KÖRTE betont, wenn gleichzeitig ein dem Pankreas entsprechender Tumor vorhanden ist. Neben dem Schmerz bestehen dyspeptische Symptome, die recht wenig eindeutig sind (Mangel an Appetit, Widerwillen gegen Speisen); *Speichelfluß* ist vielleicht ein vikariierendes Symptom.

Sehr wichtig ist der Nachweis eines *Tumors*, der recht kompliziert ist, da das Pankreas hinter dem Magen sich befindet Ein normales Pankreas ist nicht zu palpieren; ist es also zu tasten, so ist es pathologisch verändert. Tumor, Cysten und chronische Pankreatitiden ergeben palpable Resistenzen.

Hier hat die Röntgenuntersuchung der letzten Zeit manches geleistet: so erwähnt SCHOENING linksseitigen Zwerchfellhochstand bei Pankreatitis, HERRNHEISER Verdrängung, Verlagerung, Kompression der umliegenden Organe, besonders der Pars media ventriculi der kleinen Kurvatur, oft ähnlich einlich einer Ulcusnische, oft Impressionen der großen Kurvatur, zentrale Schattenaussparungen, zapfenförmige Verschmälerungen der Pars pylorica, duodenale Veränderungen (paraduodenale Depots, Verzerrungen des Colon transversum). PRÖSCHEL erwähnt die Darstellbarkeit der Pankreassteine, doch ist dies nicht ganz sicher, hat man doch Pankreassteine auf Grund von Röntgenplatten operiert und eine Sklerose der Arteria linealis gefunden! Immerhin ist die Röntgendiagnose für Pankreasaffektion insofern wichtig, als Pankreassteine schon nachgewiesen worden sind und einen objektiven Befund darstellen, während die Verdrängungserscheinungen innerer Organe eine sekundäre Bedeutung besitzen und von Wert sein können. Durch Druck auf die Umgebung kommt es zu klinischen Symptomen, die für die Pankreasaffektion charakteristisch sein können: *Ikterus* wird erzeugt durch Kompression des Ductus choledochus, der bekanntlich durch den Pankreaskopf läuft; es ist dies ein Hauptsymptom des Pankreaskopftumors, besonders wenn man dabei die dilatierte Gallenblase feststellen kann, im Gegen-

Pankreas.

Von

K. GLAESSNER - Wien.

Überblickt man die Fortschritte, welche die Diagnostik der Pankreasaffektionen in den letzten zehn Jahren geleistet hat, so ist darin ohne Zweifel ein gewisser Stillstand zu beobachten. Die Gründe dafür sind nicht sicher, doch ist es möglich, daß der Weltkrieg daran schuld ist, daß man sich weniger mit wissenschaftlichen als praktischen Problemen, die mit den Kriegsleiden direkt in Zusammenhang standen, beschäftigte und dadurch dieses Gebiet eher vernachlässigen zu können glaubte. Konnte ich vor etwa zehn Jahren aussprechen, daß die Beschäftigung mit dem Problem der Pankreasdiagnostik sich auf Grund der physiologischen und experimentell-pathologischen Forschung günstig entwickle, so haben wir heute nur geringe Fortschritte zu konstatieren. Bekanntlich ist die Diagnose einer Pankreaserkrankung abhängig a) vom klinischen Befund, b) vom Ausfall der Untersuchungen des externen und internen Sekretes des Pankreas, die beide gestört sein können. Aus dem somatischen Befund und aus der Art der Ausfallserscheinungen läßt sich häufig — nicht immer — ein Bild von der Störung, die das Pankreas betrifft, machen. Betrachten wir zunächst das klinische Bild:

Die *Anamnese* gibt oft wertvolle Anhaltspunkte für das Vorhandensein einer Pankreasaffektion. So wissen wir, daß chronische Gallensteinleiden zu Pankreatitis führen, daß Ulcera ventriculi mit Pankreatitis vergesellschaftet sind, daß das Auftreten einer rasch wachsenden großen Geschwulst im Bauch für eine Cyste spricht, daß Ikterus und Kräfteverfall einem Pankreascarcinom zukommt, daß fettsüchtige Personen leichter an akuter Pankreasnekrose erkranken usw., daß Koliken, deren Sitz in der Mittellinie sich befindet, auf Pankreassteinkoliken schließen lassen usw.; Tuberkulose, Lues, Dysenterie sind anamnestisch bedeutungsvoll (GLAESSNER).

und Lues des Pankreas sowie bei Pankreastumoren. Durch den Nachweis von LOMBROSO, daß die komplette Pynkreasexstirpation den Fettgehalt der Leber vermehrt, und durch den Nachweis, daß selbst Abbindung aller Ausführungsgänge des Pankresa noch eine gewisse Fettresorption zuläßt, ist auch eine innere Sekretion von lipolytischem Ferment wahrscheinlich gemacht. Während von *Normalen* etwa 95% Fett einer gleichmäßig fetthaltigen Kost resorbiert werden, werden bei Pankreasaffektionen 70,6% durchschnittlich resorbiert, bei Hunden mit partieller Pankreasexstirpation ist die Ausnutzung 51% (LABBÉ MARCELL). Diese Feststellungen zeigen, daß der Wert der quantitativen Fettbestimmungen in den Faeces klinisch kaum sehr große Bedeutung hat; wie ich schon früher feststellen konnte, ist ein solches Verhalten, wenn nicht schon makroskopisch oder mikroskopisch nachweisbar, auch durch quantitative Fett- und Seifenbestimmungen nicht möglich. Den Nachweis von unverdauten Muskelfasern nach entsprechender Diät halte ich aber für sehr wertvoll. Er kommt, von einigen seltenen Fällen von Amyloidose des Darmes abgesehen, in diesen Massen nicht vor, wie er bei Pankreasaffektionen sich äußert Ebenso ist der Nachweis von *Lecithin*, das vom Pankreassekret gespalten werden soll, im Stuhl — wenn dieser Nachweis nicht so kompliziert wäre — vielleicht wertvoll. Die Fettspaltung ist sicher bei Pankreasaffektionen herabgesetzt, deshalb vorwiegend Auftreten von Neutralfett und herabgesetzte Ausscheidung von Fettseifen. Die Verhältnisse sind wahrscheinlich mehr von Zufälligkeiten abhängig.

Der Stickstoffverlust im Stuhl, der von BRUGSCH auf 25% geschätzt wird, ist meist auf die Muskelfasern zurückzuführen. Die Eiweißverdauung hat gelitten, nicht aber die Eiweißresorption (GROSS). Das Vorkommen von Pankreassteinen in den Faeces ist diagnostisch von ausschlaggebender Bedeutung (MÖCKEL, GLAESSNER, APPOLONI, BARON). Die Steine sind von 2,5 cm bis hirsekorngroß, ihre Zahl beträgt 22 bis zahllos; sie sind unregelmäßig walzenförmig, oval und kantig, ihre Oberfläche ist glatt, höckerig, eckig, selten facettiert, sie sind von porzellan- bis grauweißer Farbe und bestehen aus kohlensaurem Kalk und phosphorkohlensaurem Calcium.

Abgesehen von diesen Ausfallserscheinungen, die man im Kot feststellen kann, finden wir noch Veränderungen durch Untersuchung a) des Stuhls auf *Fermente*, b) des *Duodenalsekrets* als solches mit Hilfe der *Duodenalsonde*. Der Fermentnachweis im Stuhl ist älteren Datums und rührt von SCHLECHT und SCHITTENHELM her. Neuere Untersuchungen von ISAAC-KRIEGER haben gezeigt, daß *Trypsin*nachweis in den Faeces kaum eine diagnostische Bedeutung hat. Dasselbe betonen WALLIS und MACKENZIE, die auch *Diastese*nachweis im Stuhl nicht für charakteristisch halten. Es geht nämlich das Trypsin im Stuhl sehr häufig durch Säuregärung, Resorption oder Adsorption zugrunde; das gilt dagegen nicht für Diastase. Will man im Stuhl Trypsin nachweisen, so empfiehlt sich, 5 g Stuhl mit 50 ccm Wasser zu verrühren, zu zentrifugieren, das Filtrat zu neutralisieren und die Verdünnung dieser Aufschwemmung mit je 2 ccm einer 1 proz. Caseinlösung auf 24—37° zu digerieren. Nachher werden die einzelnen Proben mit 0,5 ccm Alkohol-Essigsäure versetzt.

Viel wichtiger und moderner und als ein wirklicher Fortschritt zu werten ist die Einführung der Duodenalsonde von EINHORN, die die direkte Untersuchung des Pankreassaftes gestattet. Bekanntlich besteht diese Sonde aus einer Olive aus Bronze. Ich verwende eine recht schwere Olive, die große, rechteckige, seitliche Fenster neben einer zentralen Öffnung enthält; sie hat sich gegenüber den anderen üblichen, die kleine capillare Öffnungen haben, sehr bewährt. Die Sonde ist 1 m lang und hat drei Marken (bei 40, 60 und 80 cm). Ein Mandrin, wie er neuerlich von JUTTE vorgeschlagen wurde, ist überflüssig, da die Sonde von den Patienten sehr leicht geschluckt wird. Über die Technik der Sondierung ist wohl nicht viel zu sagen, ich möchte nur betonen, daß ich nach Verschlucken bis zur Marke 2 den Patienten auf die rechte Seite legen lasse, das Becken hoch lagere, den Kopf tief und so in den meisten Fällen rasch zum Ziel gelange. Der Duodenalsaft ist sehr charakteristisch und nicht mit anderem Saft zu verwechseln. Trotzdem hat die Duodenalsondierung ihre Tücken und Fehlerquellen und kann nur von sehr geübter Seite mit diagnostischem Erfolg angewendet werden.

Hat man nun unzweifelhaft Duodenalsaft gefunden, so kann man denselben bezüglich des Nachweises von Pankreasfermenten untersuchen. Eine große Anzahl von Untersuchungen dieser Art wurden ausgeführt; für das *Trypsin* am besten nach der Methode von GROSS und MICHAELIS. Der Saft wird in geometrischer

Progression verdünnt, dazu je 2 ccm einer 1 proz. Caseinlösung (1 g Casein in 10 ccm $n/_{10}$ n NaOH gelöst, neutralisiert mit $n/_{10}$ n HCl auf 1000 ccm Wasser aufgefüllt) versetzt. Eine Stunde in der Wärme bei 38° und dann mit 25% essigsaurem Na nach Ansäuern mit Essigsäure versetzt. Der Durchschnittswert ist bei Pankreasfisteln 250.

Diastase nach WOHLGEMUTH: $D \dfrac{38°}{2 \text{ St.}} = 1250 - 2500$ oder $\dfrac{38°}{24 \text{ St.}} = 12\,000 - 40\,000$. Der Duodenalsaft wird in derselben Weise verdünnt und je 5 ccm einer 1 proz. Stärkelösung zugefügt (lösliche Stärke!), bei 40° eine Stunde belassen und mit $n/_{10}$ Jodlösung versetzt. Die Blaufärbung zeigt noch Vorhandensein von Stärke an. *Fettspaltendes Ferment* wird jetzt meist nach VOLHARD mit 1 proz. wässeriger Monobutyrinlösung geprüft. Durch Titrierung des Monobutyrin nach einer Stunde im Wärmeschrank läßt sich die Zunahme an Säure berechnen.

MAUBAN verwendet für die *Lipase* Fettgelatineplatten, nach Cu-Sulfat-Zusatz dunkel gefärbte Fettsäuren, für *Amylase* die Fehling-Probe (5—6 Tropfen genügen), 2% Saft verdaut noch; für *Trypsin* Gelatineplatten (8%).

MEYNER findet im Duodenalsaft, der nach ihm rhythmisch, nicht kontinuierlich abgesondert wird, bei Trypsin die Wirkung 5—33, Diastase 60—1000, eine große Schwankung. Die Wirkung ist nach HCl am stärksten, nach Soda am kleinsten, ebenso wird die Saftmenge vermindert oder gesteigert. In zehn Fällen von Pankreasaffektionen fand SCHOENING das Trypsin meist fehlend oder vermindert, Amylase gelegentlich vorhanden trotz Pankreasaffektion.

DAMADE verwendet zur Titrierung des Saftes Helianthin in alkoholischer Lösung. *Amylase* wird nach ihm gemessen in Milligramm der entstandenen Glucose, Lipase nach EINHORN, Trypsin nach GAULTIER: 1 ccm Duodenalsaft, 50 ccm einer 5 proz. Gelatinelösung neutralisiert eine Stunde bei 37°, *Säureentwicklung* bei der Verdauung mit Phenolphthalein nachweisbar. Eine ähnliche Methode wurde kürzlich von PAPP beschrieben.

Die Methoden sind gleichgültig, die Tatsache, daß man direkt Duodenalsaft gewinnen kann, ist die Hauptsache, dazu ist die Entdeckung von KATSCH und FRIEDRICH, daß durch Äther

(2 ccm) reichlich Speichelsaftfluß erzielt werden kann, wichtig, dasselbe kann man *nach meinen eigenen Erfahrungen* auch durch *Gallensäureeingießung* in das Duodenum erreichen.

Neben dem Fermentnachweis im Duodenum ist der Nachweis von Diastase im Blut und Urin von gewisser Bedeutung. WOHLGEMUTH hat $D\frac{38°}{24\,\text{St.}} = 156$ festgestellt. Tatsächlich führt Unterbindung des Pankreasganges zum Aufhören der Diastaseausscheidung im Harn, auch im Blut wird durch kompliziertes Verfahren $D\frac{38°}{^1/_2\,\text{St.}} = 32$ (WOHLGEMUTH, NOGUCHI) Diastase nachgewiesen.

Die innere Sekretion ist bei Pankreasaffektion gestört — in manchen Fällen, bei weitem nicht in allen. Sie äußert sich a) durch spontane Glykosurie, b) durch alimentäre Glykosurie, c) durch Auftreten diabetischer Stoffwechselstörung, Stickstoffverlust, Glykosurie, Acidose. Durch neuere Untersuchungen PAULESCOS wissen wir, daß die Leber nach Exstirpation des Pankreas noch Glykogen speichern kann, durch partielle Pankreasexstirpation haben JENSEN und CARLSON zeigen können, daß Kohlenhydrate Diabetes bewirken, während Eiweißkost noch keine Glykosurie hervorruft, und Tiere, bei denen die Drüsen auf $^1/_4$ reduziert wurden, starben alle, wenn sie Kohlenhydratkost erhielten, während sie bei gemischter Kost am Leben blieben. Eine ganze Reihe von Fällen von fast völliger Pankreasexstirpation ist bekannt, in welchen das Leben erhalten blieb und der Rest des Pankreas genügte, um die Glykosurie zu verhindern. Es ist also wahrscheinlich die Glykosurie ein Zeichen von grober Zerstörung des Pankreas, aber, falls sie vorübergehend auftritt, soll sie große Beachtung finden. Die alimentäre Glykosurie dürfte eher geeignet sein, in manchen Fallen von Pankreasaffektion aufklärend zu wirken. Durch die Entdeckung des Insulins ist es wahrscheinlich gemacht, daß in der Region der Inseln das Organ des Zuckerstoffwechsels enthalten ist. Sobald dieses geschädigt ist, wird Zucker auftreten, sobald die Schädigung zurückgeht, wird die Glykosurie sistieren. Eine einfache Pankreasfunktionsprüfung hat jüngst BERNHARD beschrieben. Er bestimmt den Blutzucker vor Einnehmen von 50 g Traubenzucker, ferner 45 Minuten und 2 Stunden nachher. Differenzen von 0,150—0,20% sprechen für Pankreasstörung.

Das CAMMIDGE-Symptom, das seinerzeit sehr viel von sich reden gemacht hat — das Auffinden einer dextrinartigen Substanz im Urin; in einer neueren Arbeit von FORSYTH und HOWARD läßt CAMMIDGE den Urin hydrolisieren und bestimmt seine Kohlenhydrate vor und nach der Hydrolysierung. Der Differenzwert ist das Maß für das vorhandene Dextrin. Im Normalblut sollen 0,002—0,008% vorhanden sein, bei Pankreaskranken kann es vermehrt sein. Die CAMMIDGE-Probe läßt leider in vielen Fällen gänzlich im Stich (WALLIS, MC KENZIE), dagegen ist die *Adrenalinmydriasis* nach LÖWI ein Symptom (nach Einträufelung von zwei Tropfen 1proz. Adrenalinlösung Mydriasis), das in etwa 50% der Fälle vorkommen soll.

Originell ist endlich der Versuch von PARNETT und DODD, aus der CO_2-Spannung der CO_2 in der Alveolarluft auf die Pankreassekretion zu schließen.

Wir sehen aus den angeführten kurzen und lange nicht erschöpfenden Mitteilungen, daß die Pankreasdiagnostik in den letzten Jahren doch nicht stehengeblieben ist und verspricht, durch weiteren Ausbau an Exaktheit zu gewinnen.

Die funktionelle Diagnostik der endokrinen Erkrankungen.

Von

HERMANN BERNHARDT - Berlin.

Mit 2 Abbildungen.

Die Lehre von den Drüsen mit innerer Sekretion hat in der verhältnismäßig kurzen Zeit, die sie besteht, nicht nur weite Gebiete der Physiologie und Pathologie beeinflußt und befruchtet, sondern sie hat auch im Bereiche der praktischen Medizin eine solche Bedeutung gewonnen, daß man heute mit Recht von einer Klinik der innersekretorischen Erkrankungen reden kann. Sie umfaßt alle diejenigen Krankheitsbilder, die durch Veränderungen einer oder mehrerer Hormondrüsen verursacht werden, wobei für die Betrachtung immer die gestörte Funktion der Drüsen von ausschlaggebender Bedeutung ist.

Für die Diagnostik innersekretorischer Erkrankungen ergibt sich daraus die Notwendigkeit, Methoden zu besitzen, die die Analyse der Funktionen der einzelnen inneren Drüsen möglichst exakt erlauben[1]). Das Ziel der restlosen funktionellen Analyse der innersekretorischen Organe ist bei weitem noch nicht erreicht. Doch sind klinisch und experimentell genügend Erfahrungen gesammelt, um wenigstens gröbere Störungen der wichtigsten Drüsen zu erkennen.

Die Wirkungsweise der einzelnen Hormone und ihre Wechselbeziehungen sind mannigfachster Art, ja man kann rein theoretisch annehmen, daß alle Hormone alle Zellen beeinflussen oder wenig-

---

[1]) Neben diesen spezifisch innersekretorischen Funktionsprüfungen und Untersuchungsmethoden darf natürlich die übrige klinische Diagnostik nicht vernachlässigt werden. Es ist hier nicht der Ort, die aus den Lehrbüchern hinreichend bekannte Sonderstellung der endokrinen Krankheiten in bezug auf Erhebung der Anamnese (Heredität usw.) und der klinischen Untersuchung am Krankenbett (Inspektion usw.) zu schildern.

stens beeinflussen können. Eine gewisse Erleichterung dieser komplizierten Verhältnisse bringt die Tatsache, daß das einzelne Hormon meist Affinitäten zu gewissen Zellgruppen besitzt und nur bestimmte Lebensprozesse beeinflußt. So wissen wir z. B., daß für den Kohlenhydratstoffwechsel in erster Linie die Inkrete des Pankreas, der Nebenniere, in zweiter Linie der Schilddrüse und der Hypophyse regulierend tätig sind. Bei Störungen in diesem Stoffwechselgebiet werden wir also hauptsächlich an diese eben genannten endokrinen Drüsen denken.

Die in Betracht kommenden Untersuchungsmethoden beziehen sich einerseits auf das Gebiet des Stoffwechsels im weitesten Sinne, andererseits auf eine Prüfung des autonomen Nervensystems, wobei man sich allerdings bewußt sein muß, daß zwischen beiden Gruppen enge Beziehungen bestehen. Der Übersichtlichkeit halber und um Wiederholungen zu vermeiden, wollen wir zunächst die Untersuchungsmethoden kurz beschreiben und dann eine Zusammenstellung der für die Funktionsstörungen der einzelnen Drüsen typischen Befunde angliedern.

Stoffwechselprüfungen.

Gesamtstoffwechsel (Gasstoffwechsel).

Ein genauer Bilanzstoffwechselversuch mit allen Kautelen wird nur in seltenen Fällen angezeigt sein. Um einen Einblick zu bekommen, ob der Gesamtstoffwechsel erhöht oder erniedrigt ist, genügt es meist, den Sauerstoffverbrauch früh *nüchtern* am ruhenden Patienten bei völliger Entspannung der Muskulatur zu bestimmen (sog. Grundumsatz). Eine Reihe durchaus brauchbarer Apparate steht zur Verfügung. In erster Linie sind die Apparate nach BENEDICT (Prinzip nach REGNAULT und REISET) und nach ZUNTZ-GEPPERT zu nennen, weil sich hier neben dem Sauerstoffverbrauch die Kohlensäureausscheidung und damit der resp. Quotient ermitteln läßt. Dabei ist beim ZUNTZ-GEPPERT bei der Beurteilung der erhaltenen respiratorischen Quotienten Vorsicht geboten. Bei Reihenversuchen (z. B. nach Probekosten) kann man die Ausschläge des respiratorischen Quotienten nur bei annäherndem Gleichbleiben des Atomvolumens und der Atemfrequenz in vollem Ausmaß verwerten. Im ganzen sind lange Atmungsperioden zu empfehlen, um die Schwankungen der

CO_2-Ausscheidung möglichst zu kompensieren. Kommt es nur auf den Sauerstoffbedarf an, so hat sich namentlich der Kroghsche Apparat durch seine Einfachheit sehr bewährt. Ganz allgemein ist zu sagen, daß man bei diesen Gasstoffwechselbestimmungen nur bei Beachtung aller Maßnahmen, die die wirklich völlige Ruhe des Patienten garantieren (genügend langes und bequemes Liegen vor dem Versuch, keine Geräusche, kein Urindrang usw.) zu einwandfreien Resultaten kommt, und daß man in wichtigen Fällen nie auf eine Wiederholung der Untersuchung verzichten darf. Bei eingeübten Patienten erreicht man auf diese Weise für den Grundumsatzwert (O_2) eine Genauigkeit von 1 bis 2%. Normalerweise hat ein Mann von 60—70 kg Körpergewicht einen Sauerstoffverbrauch von 220—250 ccm O_2 (MAGNUS-LEVY und FALK, eigene Untersuchungen)[1]. Einzelheiten betreffend der gasanalytischen Methodik siehe bei KLEIN und M. STEUBER.

Um die spezifisch-dynamische Wirkung der Nahrungsstoffe zu ermitteln, läßt man den Patienten nach der Feststellung des Grundumsatzes eine bestimmte Kost nehmen und bestimmt den Sauerstoffverbrauch in gewissen Zeitabständen, meist stündlich. Dabei ist es nötig, während der ganzen Zeit den Patienten liegen zu lassen, da sonst andere Faktoren (Muskelarbeit) mitsprechen. Solche Versuche länger als 4 Stunden auszudehnen, hat nur selten Zweck, da die Patienten dann nicht mehr ruhig liegen. Erhöhungen des Sauerstoffverbrauchs, die nach 5 Stunden oder später erst auftreten, sind daher mit besonderer Vorsicht zu verwerten. Normalerweise steigt nach einer Kost von 100 g gekochtem Rindfleisch und 200 ccm Bouillon, 30 g Fett, 100 g Brot und 3 g Kochsalz, die ich seit Jahren mit Erfolg an über 200 Patienten verwendet habe, der Sauerstoffbedarf um 20—35% und zeigt seinen höchsten Wert nach etwa 50—90 Minuten, manchmal allerdings erst nach 2 Stunden; nach 3—4 Stunden ist meist der Anfangswert annähernd wieder erreicht. Es sind sehr verschiedene Probekosten gegeben worden und daher ein Vergleich der angegebenen Resultate erschwert (LIEBESNY, PLAUT u. a.). Eine Einigung wäre daher wünschenswert. Einseitige Probekosten (z. B. nur Eiweiß

---

[1] Verfasser verfügt zur Zeit über ein Material von über 2000 Stoffwechselversuchen am Zuntz-Geppertschen Apparat, das größtenteils innersekretorische Störungen betrifft und dieser Zusammenstellung zugrunde gelegt wurde.

oder nur Fett, Mineralien usw.) können bei einzelnen Fällen sehr wichtig sein, doch liegen noch zu wenig Untersuchungen in dieser Richtung vor. Für die klinische Beurteilung ist, wenn nur einmalige Prüfung vorgenommen werden kann, die Mischkost vorzuziehen. Gelegentlich kann auch die Prüfung der Änderung des Gasstoffwechsels bei körperlicher oder geistiger Arbeit in Frage kommen.

Bei Beurteilung der Grundumsatzwerte legt man jetzt allgemein die Benedictschen Stoffwechseltabellen (BENEDICT und HARRIS) zugrunde, die nach Alter, Gewicht und Körpergröße geordnet, die Normalzahlen, allerdings erst vom 20. Jahre an, enthalten. Für Kinder liegen neuere Untersuchungen von BENEDICT und besonders von TALBOT vor.

Die verschiedenen Stoffwechselgebiete.

a) Wasserhaushalt. Hier steht in erster Linie der Wasserversuch, der in gleicher Weise angestellt wird wie bei Nierenkranken (VOLHARD, STRAUSS, KORANYI, V. NOORDEN):

Man läßt den Pat. z. B. morgens zwischen $7^{1}/_{2}-8$ Uhr nach vorheriger Entleerung der Blase $1-1^{1}/_{2}$ l Flüssigkeit (Tee oder Wasser) trinken und veranlaßt ihn, während der nächsten 4 Stunden $^{1}/_{2}$ stündlich Harn zu lassen.

Normalerweise muß dann nach 2 Stunden mehr als die Hälfte, nach 4 Stunden fast alles ausgeschieden sein.

Ebenso wichtig ist der Konzentrationsversuch, den man unter Umständen gleich einem Wasserversuch anschließen kann.

Allerdings ist es für den Pat. angenehmer, wenn man ihn frühmorgens von 6 Uhr ab nüchtern 2 stündlich die Blase entleeren läßt und die einzelnen Harnportionen auf ihr spez. Gewicht hin prüft. Normalerweise erreicht das spez. Gewicht bald Werte von 1025 und darüber. Ist bis 12 Uhr mittags 1020 noch nicht überschritten, so liegt eine Störung der Konzentrationsfähigkeit vor.

Bei der Beurteilung des Wasserstoffwechsels ist außerdem besonders auf starke Schweißsekretion zu achten. Es kann durch starke Schweiße zu einer erheblichen Verminderung der Urinausscheidung kommen, ohne daß eine eigentliche Wasserretention vorliegt. Die genauen quantitativen Schweißuntersuchungsmethoden sind für die klinische Untersuchung im allgemeinen entbehrlich. Man findet hierüber Angaben bei SCHWENKENBECHER, TACHAU, besonders aber bei LOOFS (vergleiche auch

WILBRAND u. a.). Eine gute, klinische Methode fehlt noch. Kommt es im ganzen nur auf Vergleichswerte an, so ist das Aufsetzen kleiner mit einer hygroskopischen Substanz (meist Kalziumchlorid) beschickter Gefäßchen auf die Haut und Feststellung der Gewichtszunahme in der Zeiteinheit empfehlenswert. Bei Innehalten der nötigen Kautelen (stets mehrere Kontrollbestimmungen!) ist diese Methodik durchaus brauchbar.

b) **Kochsalzstoffwechsel.** Zur Prüfung der Ausscheidungsverhältnisse muß man die Pat. ca. 4—5 Tage bei einer kochsalzarmen Standardkost halten, bestehend pro die aus konstanten Mengen von Brot, Butter, Kartoffelbrei, Reis, Milch und Kaffee, bis die täglichen Urinkochsalzwerte etwa gleich sind (3—5 g NaCl). Dann belastet man den Pat. mit 10 g NaCl, das normalerweise innerhalb von 36—48 Stunden ausgeschieden wird.

Um ganz einwandfreie Resultate zu bekommen, ist es besser, nicht nur einmal, sondern an 2 oder 3 aufeinanderfolgenden Tagen mit je 10 g NaCl zu belasten, da in einem großen Prozentsatz der Fälle die am 1. Tage verabreichten 10 g NaCl infolge der vorherigen NaCl-armen Nahrung teilweise retiniert werden, ohne daß eine eigentliche Kochsalzstörung vorzuliegen braucht (MAGNUS-LEVY). Man umgeht diese Schwierigkeit, wenn man die Patienten auf eine etwas kochsalzreichere (ca. 6—8 g NaCl pro die) Diät einstellt.

c) **Kohlenhydratstoffwechsel.** Von größter Bedeutung für die Beurteilung des Kohlenhydratstoffwechsels ist die Feststellung einer Herabsetzung oder Erhöhung des Blutzuckergehaltes (normal 0,08—0,11%).

Zur Bestimmung verwendet man mit Vorteil eine der bekannten Mikromethoden, z. B. die Mikromethode nach MICHAELIS oder nach HAGEDORN und JENSEN. Die bekannte Bangsche Methode liefert nur bei peinlichster Durchführung zuverlässige Werte. Für die klinischen Verhältnisse ist sie wohl zu subtil. Als Kontrolle und bei größeren Blutmengen empfiehlt sich die Makromethode nach BERTRAND.

Weiterhin ist die wiederholte Untersuchung des Harnes auf Zucker von Wichtigkeit. Das zeitweise Auftreten von Traubenzucker im Harn bei einer Durchschnittskost ohne größere Mengen an Kohlenhydraten weist auf eine Verminderung der normalen Zuckertoleranz hin. Zur genaueren Bestimmung einer etwa vorhandenen Herabsetzung oder Erhöhung der Zuckertoleranz dient die Zuckerbelastungsprobe.

Man gibt zu der gewöhnlichen Kost 100 g Traubenzucker per os und untersucht die 5—6 Stunden hindurch stündlich oder $^1/_2$ stündlich gelassenen Harnmengen mit den üblichen Methoden qualitativ auf Zucker. Normalerweise wird bei Belastung mit 100—150 g Traubenzucker kein Zucker ausgeschieden. Bei positivem Ausfall der Reaktion handelt es sich um eine verminderte Zuckertoleranz (alimentäre Glykosurie). Mit Sicherheit liegt eine Erhöhung der Zuckertoleranz vor, wenn nach Verabreichung von 200—300 g Traubenzucker der qualitative Nachweis auf Zucker im Harn negativ ausfällt. Daß bei all diesen Belastungen die Grunddiät von Wichtigkeit ist, haben ADLERSBERG und PORGES dargetan.

Evtl. kann man bei der Zuckerbelastungsprobe die Blutzuckerkurve verfolgen, die in den Fällen von Zuckerausscheidung meist einen stärkeren und länger andauernden Anstieg der Blutzuckerwerte erkennen läßt.

In gleicher Richtung liegt die Prüfung des Blutzuckerspiegels nach subcutaner Injektion von 1 mg Adrenalin oder ca. 10 E. Insulin. Bei Prüfung an einem großen Material fand TOMASZEWSKI nach subcutaner Injektion von 1 mg Adrenalin nur dann Glykosurie, wenn eine deutliche Übererregbarkeit des sympathischen Nervensystems bestand. Unter Umständen kommt auch die intravenöse Injektion von 0,005—0,01 mg Adrenalin oder 5 E. Insulin in Frage. Auch hier ergeben sich bei Störungen des Kohlenhydratstoffwechsels deutliche Abweichungen des Blutzuckerkurvenverlaufes von der Norm: Bei Adrenalin deutliche Verstärkung der Hyperglykämie und vermehrte Glykosurie, bei Insulin ausgeprägteres und längeres Absinken des Blutzuckerspiegels.

Wir möchten grundsätzlich empfehlen, einen Kontrollversuch an einem sicher Normalen nebenbei vorzunehmen, da bei der verschiedenen Wirksamkeit der einzelnen Präparate leicht Fehler in der Beurteilung unterlaufen können.

d) **Eiweißstoffwechsel.** Gegenüber den verhältnismäßig einfachen Methoden, Störungen des Kohlenhydratstoffwechsels festzustellen, erfordert die Analyse des Eiweißstoffwechsels eine eingehendere Methodik. Die Patienten müssen längere Zeit (mindestens 8 Tage) bei einer gleichförmigen Kost gehalten werden, die mittlere Eiweißmengen enthalten muß. Durch genaue Kontrolle der N-Aufnahme und N-Ausscheidung im Urin und evtl. in den Faeces gelingt es so, die Eiweißbilanz zu ermitteln (Gesamtstickstoffbestimmung nach KJELDAHL). Die Stickstoffbestim-

Die funktionelle Diagnostik der endokrinen Erkrankungen.

mung in den Faeces kann dabei meist vernachlässigt werden, da sie im allgemeinen bei üblicher Krankenhauskost bei 1,0 bis 1,5 g N pro Tag liegt und auch bei ganz erheblichen Eingriffen, z. B. bei großen Ammoniumchloriddosen per os innerhalb dieser Grenzen bleibt (eigene Untersuchungen).

Neben der bloßen Feststellung des Gesamtstickstoffgehaltes des Urins ist oft auch die Untersuchung auf Ammoniak (Methode nach MALFATTI oder KRÜGER-REICH), Harnstoff (v. SLYKE, ZACHARIAS und CULLEN, Bromlaugenmethode nach HÜFNER und KNOP, KOWARSKY), Harnsäure (Methode von KRÜGER-SCHMID, FOLIN), Kreatin und Kreatinin (Methode nach FOLIN, BENEDICT und MYERS, NEUBAUER), Aminosäuren (Methode nach HENRIQUES und SÖRENSEN, PFAUNDLER) von Wichtigkeit. Es ist dabei meist weniger Gewicht auf die absoluten Werte als vielmehr auf das Verhältnis der einzelnen Stickstoffkomponenten unter sich und zum Gesamtstickstoff zu legen.

Unter besonderen Umständen kommt auch die Bestimmung des Stickstoffminimums in Frage (CHITTENDEN, HINDHEDE, ABDERHALDEN, JANSEN), wobei natürlich die Beikost von bedeutendem Einfluß ist. Auch Belastungsversuche mit Stickstoffsubstanzen, z. B. Harnstoff oder auch Eiweißpräparaten können zur Analyse des Eiweißstoffwechsels herangezogen werden.

Hingewiesen werden muß hier auch nochmals auf die bereits unter dem Gasstoffwechsel angeführten spez.-dynam. Wirkung, die bei den Eiweißstoffen in besonders hohem Maße vorhanden ist und sich einfacherweise feststellen läßt.

Normalwerte: Tägliche Gesamt-N-Ausscheidung im Urin 10—16 g (WIECHOWSKI). Der Harnstoff steht unter den N-haltigen Komponenten an erster Stelle und beträgt nach PFLÜGER und BOHLAND 84—90%, nach CAMMERER 83%, nach BÖDTKER 86—93%. Es folgen dann Ammoniak (2,5—5% nach BODTKER, 5% nach CAMMERER, 3,5—5% nach WEINTRAUB), Harnsäure (1,25—1,86% nach BÖDTKER, 1,6% nach CAMMERER), Purinbasen (0,2% nach CAMMERER), Aminosäuren (0,5—2% nach YOSHIDA), Kreatinin (2% nach CAMMERER, 1,75 g pro die nach SHAFFER), Kreatin nur in Spuren.

e) **Fettstoffwechsel.** Obwohl die klinische Erfahrung gelehrt hat, daß der Fettstoffwechsel besonders enge Beziehungen zu dem endokrinen System aufweist, ist eine sichere objektive Erfassung und Begründung dieser Zusammenhänge bisher nicht möglich. Dies hat seinen Hauptgrund wohl darin, daß wir heute in der Erforschung des Fettstoffwechselgebietes noch ganz am Anfang stehen, während wir bei Kohlenhydraten und Eiweiß wenigstens annähernd in der Lage sind, die jeweils herrschenden Verhältnisse (Bilanz, Abbauprodukte usw.) zu übersehen und auch methodisch zu erfassen. Wohl kann man nach einigen Tagen gleichmäßiger Fettzufuhr eine Fettbelastung mit z. B. 100 ccm Oleum olivarum per os oder 100 g Butter durchführen und dabei die Gasstoffwechsel- und Gewichtsverhältnisse prüfen, doch fehlt es bei weitem noch an dem nötigen Untersuchungsmaterial, um abschließend urteilen zu können, wie weit hiermit tatsächlich ein Einblick in die Verhältnisse des Fettstoffwechsels gewonnen werden kann.

Die spez.-dynam. Wirkung der Fette ist auch beim Normalen gering, so daß eine Herabsetzung beim Fettsüchtigen keine genügend sicheren Ausschläge bieten dürfte (KORAEN, GIGON eigene Untersuchungen). Vielleicht bringt die Wiederholung der Bestimmung der spez.-dynam. Wirkung des Fettes nach Thyreoidinzufuhr eine weitere Klärung der Verhältnisse, indem sich hier eine Diskrepanz bei verschiedener Fettstoffwechsellage zeigt. Sicher würde die Untersuchung des Blutes nach Fettzufuhr von Interesse sein, wie dies ja besonders von den Franzosen (PREVEL, ROGER und BINET) seit einiger Zeit vorgeschlagen und auch durchgeführt worden ist, allerdings sind, soweit mir bekannt ist, diese Untersuchungen noch nicht in genügend großem Maßstabe durchgeführt und klinisch überhaupt noch nicht verwertet worden.

f) **Mineralstoffwechsel.** Bei dem umfangreichen Gebiet des Mineralstoffwechsels kann es hier nicht Aufgabe sein, alle Einzelpunkte der Methodik aufzuführen. Ganz allgemein aber ist zur einwandfreien Erfassung der Bilanzstoffwechselversuch heranzuziehen, wobei natürlich ganz besonderer Wert auf die im Vordergrund der Betrachtung stehenden Stoffe, z. B. Kalk, zu legen ist. In einigen Fällen werden Belastungsversuche angeschlossen werden müssen, in anderen wird man schon durch die Feststellung der Verhältnisse im Blut oder den Geweben (Knochen: Röntgenaufnahmen, Probeexcisionen zu Analysezwecken) genügenden Einblick gewinnen, ohne erst zum Bilanzversuch greifen zu müssen. Die Durchführung genauer Bilanzversuche erfordert natürlich eine peinliche Beachtung und Kontrolle aller Sicherheitsmaßnahmen, um tatsächlich eine gleichmäßige Zufuhr und vollständige Ermittlung der Ausfuhr zu erreichen. Betreffs der näheren Methode muß auf die Sonderwerke (ABDERHALDEN, UMBER) verwiesen werden.

Am *Schluß der Zusammenstellung* über die einzelnen Stoffwechselgebiete möchten wir nicht verfehlen, auf ihre engen Zusammenhänge hinzuweisen, die ja auch im klinischen Bilde so oft deutlich zutage treten, so besonders die gegenseitige Abhängigkeit zwischen Kohlenhydrat- und Fettstoffwechsel. Sie zwingen uns, immer alle Stoffwechselgebiete zu beachten. Bei solchem Vorgehen werden wirklich isolierte Störungen eines Gebietes sicher zu den Seltenheiten gehören.

g) Intermediär-Stoffwechsel. Gegenüber dem zum Teil doch recht umständlichen Bilanzversuch ist man schon seit langem bestrebt, durch Erfassung der Verhältnisse des intermediären Stoffwechsels einen schnelleren und umfassenderen Einblick zu gewinnen. Hier steht in erster Linie die Analyse des Blutes mit allen ihren Komponenten. Außer dem Blutzucker, der schon eingehend gewürdigt wurde, kommen für die Untersuchung endokriner Erkrankungen besonders die Verhältnisse der Osmoregulation und Reaktion und damit im Zusammenhang der Mineralstoffe (Na, K, Mg usw.) in Frage.

Für die Osmoregulation interessieren einmal der Wassergehalt des Blutes, zum anderen sein Ionengehalt, wobei man hauptsächlich aus methodischen Rücksichten das Chlor in den Vordergrund stellt (Methodik der Chlorbestimmung im Blut nach I. BANG). Die Gesamtheit der Ionen erfaßt dagegen die relativ einfache Methode der Gefrierpunktsbestimmung, die allgemein mit dem Beckmannschen Apparat durchgeführt wird. Normalerweise liegt der Gefrierpunkt bei − 0,56° und schwankt nur ganz wenig. Die Bestimmung des Wassergehaltes des Blutes geschieht einwandfrei nur durch die Feststellung der Trockensubstanz im Exsiccator. Als Behelfsmethoden werden häufig die Bestimmung der Erythrocyten und des Hämoglobins, sowie die Eiweißbestimmung im Serum mittels des Refraktometers nach PULFRICH oder ABBE herangezogen (E. REISS). Für die letztere erhält man normalerweise Werte von 7—9% für Erwachsene, bei Säuglingen bis zum 6. Monat 5,6—6,6%. Einen weiteren Einblick gewährt die Bestimmung der Viscosität (Methodik nach HIRSCH und BECK, DETERMANN, HESS), die in Verbindung mit dem Refraktionswert zur Analyse der Eiweißverhältnisse (Albumine und Globuline) herangezogen worden ist. Unter Umständen kommt auch die Bestimmung der Gesamtblutmenge in Frage (Methode nach GRIESBACH, HALDANE und SMITH, KEITH, GERAGHTY und ROWNTREE, SEYDERHELM und LAMPE). Erst in den letzten Jahren hat man auch im Gebiete der Endokrinologie den Reaktionsverhältnissen Beachtung geschenkt. Betreffs der Methodik auf diesem Gebiete (p_H des Blutes, Alkalireserve, Kohlensäurebindungsvermögen usw.), verweisen wir auf die Sonderwerke (MICHAELIS, PINCUSSEN, SCHADE).

Normalwert: Blutviscosität: morgens $\eta = 5{,}68-4{,}41$. Nachmittags: $\eta = 3{,}99$ (HESS).

Trockensubstanz des Blutes: 21—22% im Vollblut, 10—11% im Serum (K. ZIEGLER).

Blutmenge: Plasmamenge: 45 ccm pro Kilogramm Körpergewicht, Gesamtblutmenge: 85 ccm pro Kilogramm Körpergewicht (BOCK).

Blutmenge bei Männern: 6,7% des Körpergewichtes (W. GRIESBACH).

Prüfung der vegetativen Funktionen.

Autonomes Nervensystem.

Bei den engen Beziehungen zwischen den innersekretorischen Drüsen und dem vegetativen Nervensystem ist eine genaue Prüfung der vegetativen Funktionen von ausschlaggebender Bedeutung. Die klinischen Untersuchungsmethoden sollen einen Aufschluß über den Tonus des sympathischen und parasympathischen Teiles des vegetativen Systemes geben. In Übereinstimmung mit den neueren Untersuchungen auf diesem Gebiete sind wir uns allerdings bewußt, daß man wohl in erster Linie den Wert auf die Feststellung der Labilität des autonomen Nervensystemes legen muß, und daß die vorherrschende Erregbarkeit der einen Komponente erst in zweiter Linie steht. Es ist somit sicher eine gewisse Einschränkung geboten. Auch unsere Beobachtungen reihen sich den schon seit langem von vielen Seiten gemachten Erfahrungen an, daß eine strenge Trennung von Vagotonie und Sympathikotonie (EPPINGER und HESS) sicher nur in seltenen Fällen möglich ist (BAUER, WENTGES). Bei Anwendung verschiedener Untersuchungsmethoden zeigt die Diskrepanz der Resultate die Kompliziertheit der Verhältnisse.

Die klinisch in Betracht kommenden Methoden zur Prüfung des vegetativen Nervensystems sind teils physikalischer, teils pharmakologischer Art. An physikalischen Methoden kommen in Frage der Tschermaksche Druckversuch, das Aschnersche Phänomen, der Erbensche Beugeversuch, der Valsalvasche Versuch, das Elektrokardiogramm, die Capillarmikroskopie sowie schließlich eine Prüfung auf respiratorische Arrhythmie und Dermographismus. Die pharmakologische Untersuchung benutzt die 3 vegetativen Gifte, das Atropin, Pilocarpin und Adrenalin.

Der Tschermaksche Druckversuch besteht darin, daß man den Vagus in seinem Verlaufe entlang der Carotis durch Druck reizt und gleichzeitig den Puls beobachtet. Bei positivem Ausfall der Reaktion, die auf eine erhöhte Erregbarkeit des Vagus hinweist, kommt es zu einer deutlichen Bradykardie oder sogar zum Verschwinden des Pulses. Am besten beschränkt man sich auf einen Druck auf den rechten Vagus, da sich bei beiderseitigem oder auch nur linksseitigem Druck häufig lästige subjektive Empfindungen einstellen.

Bei dem Aschnerschen Phänomen tritt bei Druck auf die geschlossenen Bulbi oculi, beim Erbenschen Versuch bei tiefer Kniebeuge oder auch beim Bücken eine Pulsverlangsamung auf bei positivem Ausfall.

Die respiratorische Arrhythmie, die normalerweise nur bei tiefer langsamer Atmung beobachtet wird, tritt in einer Reihe von Fällen bereits bei oberflächlicher Atmung hervor, was auf eine übermäßige Labilität des Vagus hinweist.

Bekannterweise hängt der Tonus der Herzmuskulatur aufs engste mit den jeweils herrschenden Verhältnissen des autonomen Nervensystems zusammen. Das schlaffe, große, langsam arbeitende Vagusherz steht dem relativ kleinen, stark tonisierten und lebhaft schlagenden Sympathicusherz gegenüber. Die Beobachtung vor dem Röntgenschirm, die bei Beachtung aller Kautelen eine genaue Größenmessung des Herzens gestattet, kann uns bei Ausführung des Valsalvaschen Druckversuches ein zuverlässiges Maß für den Tonus des Herzmuskels geben. Bei ausgeprägt schlaffen Herzen tritt unter der Druckwirkung des Pressens eine ganz erhebliche Verkleinerung der Herzsilhouette auf, die bis zu mehreren Fingerbreiten betragen kann. Eine gewisse Vorsicht ist bei Durchführung des Versuches geboten, da manche Patienten mit ausgesprochener Vagotonie mit Ohnmacht, Pulslosigkeit und Herzkollaps reagieren.

Auch die Elektrokardiographie vermag uns über das gegenseitige Verhältnis von Vagus und Sympathicus in ihrer Herzwirkung aufzuklären. Einmal ist es die Überleitungszeit, besonders das AV-Intervall (deutlich verlängert bei Vagotonie), zum anderen die Größe und Beschaffenheit der Zacken selbst (kleine, fast verschwindende Vorhofszacke und Nachschwankung, kleine Kammerschwankung bei Vagotonie, besonders ausgeprägte Zacken bei Sympathicotonie (KRAUS und NIKOLAI, H. ZONDEK).

Den Dermographismus, der als dilatatorische und constrictorische Form in Erscheinung tritt, haben EPPINGER und HESS zur Prüfung herangezogen, und zwar soll nach den genannten Autoren die dilatatorische Form, die sich in einer Rötung der gereizten Stellen äußert, vorwiegend bei Menschen auftreten, deren Parasympathicus sich in einem erhöhten Reizzustand befindet. Doch hat die Dermographie auch ganz andere Beurteilung gefunden.

Die Capillarmikroskopie ist erst in den letzten Jahren in die Klinik eingeführt worden (O. MÜLLER und WEISS). Ein abschließendes Urteil über die Bedeutung für die Endokrinologie ist noch nicht möglich. Wegen der technischen Einzelheiten sei auf die zahlreichen Arbeiten aus der Tübinger Medizinischen Klinik verwiesen (O. MÜLLER und Mitarbeiter).

Von den zur pharmakologischen Prüfung in Frage kommenden Substanzen spielt das Adrenalin in der Klinik sicherlich die Hauptrolle. Als Testobjekt seiner Wirksamkeit steht die Beobachtung des Blutdruckes an erster Stelle (DRESEL). Die technische Durchführung eines Adrenalinblutdruckversuches gestaltet sich nach unseren Erfahrungen am besten folgendermaßen:

Man bringt den Pat. etwa $1/2$ Stunde vor Beginn des Versuches in ein Zimmer, wo möglichst alle Faktoren, die die Ruhe des Pat. irgendwie stören könnten, ausgeschlossen sind. Man mißt sodann den Blutdruck auscultatorisch und injiziert darauf am anderen Arm intravenös 0,005 mg Adrenalin.

Sofort nach der Injektion wird der Blutdruck (Maximaldruck) in möglichst kurzen Zeitintervallen, etwa alle 10 Sekunden, gemessen. Ist der höchste Punkt der Blutdrucksteigerung erreicht, so kann man die Zeitabschnitte zwischen den einzelnen Blutdruckmessungen vergrößern, zunächst alle 1—2 Minuten, dann alle 5 Minuten, bis man den tiefsten Punkt der Senkung erreicht hat. Man erhält auf diese Weise eine Kurve, aus deren Verlauf sich Schlüsse auf den Grad der Erregbarkeit des vegetativen Nervensystems ziehen lassen.

Bevor wir an Hand zweier Kurven typische Veränderungen zeigen, sei noch besonders hervorgehoben, daß nur die intravenöse Verabreichung des Adrenalins sichere Resultate liefert, da bei subcutaner Darreichung des Adrenalins die Resorptionsbedingungen eine überragende Rolle spielen. Wir hatten öfter Gelegenheit, besonders bei Fällen von cerebral-peripherer Fettsucht zu beobachten, daß 1 mg Adrenalin subcutan fast keine Blutdruckbeeinflussung hervorrief, während sich bei intravenöser Darreichung doch eine starke Steigerung des Sympathicotonus darbot. Als erster hat K. CSÉPAI, Budapest, die intravenöse Applikation kleiner Dosen von Adrenalin (0,01 mg) zur Prüfung des Sympathicotonus empfohlen und in mehreren Arbeiten die Überlegenheit dieser Methode gegenüber der von DRESEL propagierten subcutanen Darreichung dargelegt. Eine große Reihe von Autoren haben sich ihm angeschlossen (siehe HORNIG u. a.); besonders sei hier auf die kürzlich erschienene Arbeit von H. ZONDEK und F. BEHRENDT hingewiesen.

Fast unmittelbar nach der intravenösen Injektion treten meist Blässe des Gesichtes, Herzklopfen und häufig Angstgefühle auf, die in der Regel bald vorübergehen. Bei Patienten mit erhöhtem Blutdruck oder bei sympathicus-überempfindlichen Menschen, wie z. B. manchen Basedowikern, ist allerdings mit der Verabreichung von Adrenalin intravenös Vorsicht geboten.

Als weiteres Testobjekt für das Adrenalin müssen wir einmal die Blutzuckerkurve erwähnen, die schon oben angeführt wurde, und außerdem die Veränderungen der Reaktions- und Ausscheidungsverhältnisse im Urin, die aber zur Zeit noch nicht an grösserem Material geprüft worden sind (VOLLMER).

Das Atropin und Pilocarpin kommen speziell bei Prüfung auf Vagotonie in Frage. Das Pilocarpin injiziert man in einer Menge von 0,01—0,02 g subcutan oder 0,0075 g intravenös. Kurze Zeit nach der Injektion beobachtet man schon beim Normalen Hitze-

Die funktionelle Diagnostik der endokrinen Erkrankungen. 119

gefühl, starken Schweißausbruch und Speichelsekretion. Bei Erregbarkeit des Vagus treten diese Symptome in verstärktem Maße auf. Das Atropin verabreicht man in Mengen von 1 mg subcutan oder 0,75 mg intravenös. Ein positiver Ausfall der Reaktion zeigt sich darin, daß einer anfänglichen Pulsverlangsamung eine Beschleunigung um mindestens 20 Schläge pro Minute nach subcutaner und um etwa 40—50 Schläge nach intravenöser Injektion folgt (evtl. auch Beachtung subjektiver Klagen, Trockenheit im Munde usw.).

Eine weitere Möglichkeit, gewisse Anhaltspunkte für die

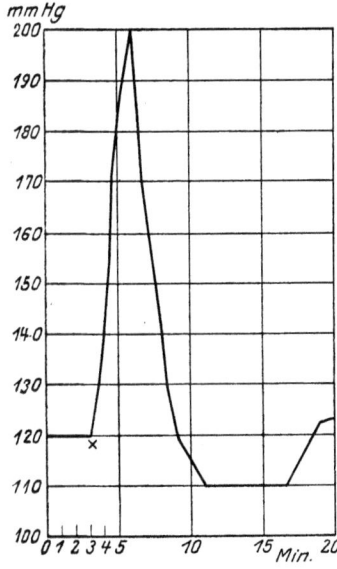

Abb. 1. Blutdruckkurve nach intravenöser Zufuhr von 0,005 mg Adrenalin bei ausgeprägt zympathicotonischem Reaktionstyp. (× Zeitpunkt der Injektion.)

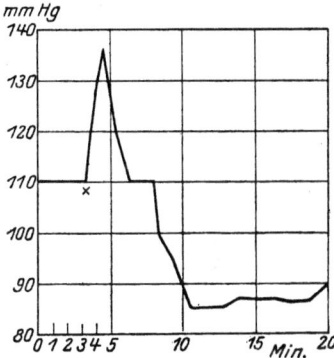

Abb. 2. Blutdruckkurve nach intravenöser Zufuhr von 0,005 mg Adrenalin bei ausgeprägt vagotonischem Reaktionstyp. (× Zeitpunkt der Injektion.)

Labilität des vegetativen Nervensystems zu finden, bildet die Untersuchung des Blutbildes nach Injektion von Pilocarpin und Adrenalin. Nach Pilocarpininjektionen in den vorher erwähnten Mengen kommt es nicht selten zu einer Vermehrung der eosinophilen Zellen. Nach Adrenalininjektion von 1 mg subcutan beobachtet man eine ziemlich erhebliche Leukocytose, bei der sich zu Beginn ein Ansteigen der Lymphocyten geltend macht, die dann nach einiger Zeit bis unter den Anfangswert sinken. Auf Atropininjektion hin tritt keine charakteristische Veränderung des Blutbildes ein.

Als letzte pharmakologische Prüfung sei noch die Loewische Reaktion genannt, die darin besteht, daß bei sympathisch übererregbaren Menschen auf Einträufelung von 1—3 Tropfen einer 1 promill. Adrenalinlösung in den Conjunctivalsack eine Pupillenerweiterung eintritt, die unter normalen Verhältnissen ausbleibt.

Vegetative Zentren.

Bei den Zustandsbildern, die endokrine Kranke bieten, ist man in nicht wenigen Fällen dazu übergegangen, Störungen in der Funktion der zentralen vegetativen Zentren anzunehmen, da die übrigen sonstigen Erklärungsmöglichkeiten versagten. Noch ist die Physiologie der vegetativen Zentren im Anfangsstadium, noch ist die Lokalisation, ja teilweise die Existenz, umstritten. Dennoch ist in einigen Punkten die Methodik schon so weit vorgeschritten, daß sie auch diagnostisch mit Sicherheit verwertet werden kann. In erster Linie steht hier die zentrale Wärmeregulation, die durch sorgfältigste Thermometrie bei Ausschluß aller anderen fiebererzeugenden Ursachen geprüft wird. Bei der Feststellung zentral bedingter Temperatursteigerungen ist die genaue Verfolgung des Blutbildes (Hämogramm) unerläßlich. Es bietet oft allein die Möglichkeit zu entscheiden, ob nicht doch andere Gründe (z. B. verborgene Eiterherde) für das Fieber vorhanden sind. Dabei ist allerdings vor allem der positive Ausschlag (Linksverschiebung, Polychromasie usw.) verwertbar für den Nachweis der anderen Ursachen, während ein negatives (d. i. normales) Blutbild solche andere, „periphere" Ursachen noch nicht sicher ausschließt. Die schon oben ausführlich besprochenen Proben zur Feststellung der osmoregulatorischen Verhältnisse sind, wenn periphere Ursachen nicht in Frage kommen, in der Lage, uns ein Bild vom Zustand der Zentralregulation zu geben. In gleicher Weise können Störungen im Kohlenhydratstoffwechsel sich als zentral bedingt erweisen. Für das Atemzentrum, das nach den Anschauungen von F. KRAUS unter den vegetativen Zentren eine besondere Stellung einnimmt, habe ich 1923 mittels der von mir modifizierten Zuntz-Cohnstein-Loewyschen Methode die Abhängigkeit der Erregbarkeit von der innersekretorischen Einstellung beweisen können. Sicher gelten ähnliche Gesichtspunkte auch für die anderen vegetativen Zentren (Vasomotorenzentrum usw.). Methodisch ist allerdings, soweit mir bekannt ist, außer

Die funktionelle Diagnostik der endokrinen Erkrankungen. 121

den angeführten in dieser Beziehung keines der anderen Zentren erfaßt worden.

Eine *weitere funktionelle Untersuchungsmethode*, die außerhalb der beiden hier besprochenen großen Gebiete liegt, aber für die Endokrinologie in gewissen Fällen Bedeutung erlangen kann, ist die Prüfung der faradischen und galvanischen Erregbarkeit der motorischen Nerven und der Muskeln sowie die Feststellung eines etwa vorhandenen erhöhten oder erniedrigten Leitungswiderstandes der Haut. Über Einzelheiten der Methodik verweisen wir auf die spezialistischen Werke (BORUTTAU-MANN).

Auch auf psychischem Gebiete kann man von einer Art funktioneller Diagnostik reden, wenn man die verschiedenartige Reaktion auf das gleiche psychische Trauma (z. B. Schreck, Anruf, Vorhaltung), das man ja leicht experimentell setzen kann, beobachtet. Diese Art der Diagnostik ist schon lange hinreichend bekannt, aber erst in letzter Zeit hat man sich angeschickt, diese „psychische Reaktion" durch schärfere Präzisierung und Beobachtung wirklich objektiver Methodik einzugliedern.

Am Schluß unserer Zusammenstellung der funktionellen Diagnostik möchten wir nicht verfehlen, auf die Wichtigkeit der übrigen Untersuchungsmethoden hinzuweisen, soweit sie aus dem Rahmen der bekannten klinischen Diagnostik herausfallen:

Es handelt sich hier zunächst um die röntgenologische Untersuchung des Knochensystems in bezug auf Veränderungen des knöchernen Schädels, speziell der Sella turcica, sowie des übrigen Skelettes im Hinblick auf das Verhalten der Epiphysenfugen, der Knochenkerne, des allgemeinen Grades der Kalkeinlagerung und etwaiger Verdickungen der Finger und Zehenphalangen. Ebenso bedeutungsvoll ist selbstverständlich die röntgenologische Feststellung von Veränderungen der Schilddrüse und Thymus. Besonderer Beachtung verdienen außerdem das Auftreten von Haut- und Schleimhautpigmentierungen sowie Störungen im Wachstum und den Proportionsverhältnissen des Körpers. (Wegen der genauen Größenverhältnisse verweisen wir auf BRUGSCH-SCHITTENHELM, Lehrbuch klinischer Diagnostik und Untersuchungsmethoden.) Auch die bekannten klinischen Untersuchungsgebiete (so besonders die Haematologie) stehen zur Endokrinologie sicher in viel weitgehenderen Beziehungen, als dies allgemein angenommen wird (siehe H. ZONDEK und G. KOEHLER).

Mit fast allen Spezialgebieten der Klinik (Augen, Kehlkopf, Haut usw.) haben die endokrinen Störungen enge Berührungspunkte, und sehr häufig sind ihre spezialistischen Untersuchungen imstande, die Diagnose zu fördern und zu sichern (z. B. der Augenhintergrund, Perimetrie bei Tumoren der Hypophyse).

Für die *Feststellung der Hyper- und Hypofunktion* der einzelnen innersekretorischen Drüsen ergibt sich folgendes *funktionell diagnostisches Bild:*

Schilddrüse.

1. Hyperfunktion (Basedow, Thyreotoxikose [Basedowoid], symptomatische Thyreotoxikose): Ausgeprägte Erhöhung des Gesamtstoffwechsels meist über 50%. Spez.-dynam. Wirkung der Nahrungsstoffe normal, manchmal erhöht. Beschleunigter Wassertransport, normale NaCl-Stoffwechselverhältnisse, fast durchweg Störung des Kohlenhydratstoffwechsels in Form alimentärer Glykosurie mit erhöhtem Blutzucker. Im schweren Stadium negative Eiweißbilanz, negative Phosphorsäurebilanz, Erhöhung des Blutcholesteringehaltes. Osmoregulation normal. Deutlicher sympathicotonischer Reationstyp (E.K.G.), erhöhte Hautfeuchtigkeit, elektrische Leitfähigkeit der Haut erhöht, sehr häufig Hyperthermie und erhöhte Erregbarkeit des Atemzentrums. Blutbild: Leukocyten normal oder vermindert, Lymphocytose bis zu 40—50%. Nach KOCHER enorme Leukopenie bei normaler Erythrocytenzahl, dabei relative Lymphocytose. — Viscosität und Eiweißkonzentration des Blutserums herabgesetzt; Blutkalk an der unteren Grenze des Normalen. Gerinnungszeit verlängert. Im ganzen gesteigerte psychische Reaktionsweise (oft im Sinne einer Manie, doch auch Verfolgungspsychosen und depressive Zustände), intellektuell meist gut und allseitig entwickelt.

2. Hypofunktion (Myxödem, endemischer Kretinismus, symptomatische Hypothyreose): Deutliche Erniedrigung des Gesamtstoffwechsels meist über 25%. Spez.-dynam. Wirkung der Nahrungsstoffe herabgesetzt und verlangsamt. Träger Wassertransport, NaCl-Ausscheidung normal, Störung des Kohlenhydratstoffwechsels in Form von Steigerung der Toleranz (in ca. 50% der Fälle), ausnehmend niedriger Eiweißumsatz, Beobachtung der niedrigsten Eiweißminima. Trockensubstanzgehalt des Blutes meist vermehrt, Calciumwerte im Blute an der oberen Grenze des Normalen, sonst normale Verhältnisse der Osmoregulation und des Mineralstoffwechsels im Blute. Blutfettwerte häufig etwas erhöht. Vagotonischer Reaktionstyp (E.K.G., Valsalva). Verminderte Hautfeuchtigkeit, elektrische Leitfähigkeit der Haut herabgesetzt, häufig Hypothermie, herabgesetzte Erregbarkeit des Atemzentrums. Blutbild: Hämoglobingehalt oft bis auf 60% herabgesetzt mit Verminderung der Erythrocyten. Veränderungen im Differentialbild der Leukocyten im Sinne einer Mononucleose und geringer Vermehrung der Eosinophilen. Erhöhte Gerinnbarkeit. Psychisch: Langsame, schwerfällige und oft wenig ausgeprägte Reaktionsweise, Intelligenzdefekte.

Hypophyse.

1. Hyperfunktion: a) Vorderlappen (Akromegalie, akromegaler Riesenwuchs). Meist mäßig gesteigerter Gesamtstoffwechsel, doch auch normale Werte. Spez.-dynam. Wirkung der Nahrungsstoffe meist vermindert[1]). Nor-

---

[1]) In der Literatur finden sich allerdings auch erhöhte Werte (LIEBESNY), normale Ausschläge habe auch ich beobachtet.

maler Wasser- und Salzstoffwechsel. Veränderungen des Kohlenhydratstoffwechsels in Form von alimentärer Glykosurie mit oft erhöhtem Blutzucker. Endogene Harnsäureausscheidung häufig bis zu 100% vermehrt. Normale Verhältnisse der Osmoregulation und der Mineralwerte im Blute. Mäßige Übererregbarkeit des autonomen Nervensystems, meist etwas nach dem Sympathicotonus zuneigend, häufig Hyperthermie. Blutbild: Im allgemeinen normal, gelegentlich Herabsetzung des Hämoglobins und Vermehrung der eosinophilen Zellen sowie Monocytose, besonders in den späteren Stadien der Erkrankung.

b) Mittel- und Hinterlappen: Läßt sich bei dem heutigen Stand der funktionellen Prüfung noch nicht mit Sicherheit fassen. Wahrscheinlich liegt bei manchen Formen des Diabetes insipidus eine Hyperfunktion dieser Teile zugrunde, die durch Reizung z. B. durch einen in der Nähe sich entwickelnden Tumor entstehen kann (FRANK, CUSHING).

2. Hypofunktion: Im Vordergrund steht hier bei dem jetzigen Stand unserer Kenntnisse die Hypofunktion des Vorderlappens, die uns in den klinischen Bildern der Dystrophia adiposogenitalis, hypophysären Fettsucht und des symptomatischen Hypopituitarismus entgegentritt. Doch ist die Rolle des Mittel- und Hinterlappens dabei noch völlig ungeklärt, besonders aber muß man hier der engen Korrelation der Hypophyse zu den Zwischenhirnzentren Erwähnung tun und kann das ganze Gebiet nur vom Standpunkte einer Störung des Systems Zwischenhirn-Hypophysenzwischenlappen neben der reinen Störung des hypophysären Vorderlappens betrachten. Unter diesen Umständen muß man auch das jüngst von H. ZONDEK beschriebene Krankheitsbild, die hypophysär-cerebral-peripherische Fettsucht (Salz-Wasserfettsucht), und die Salzwasserfettsucht von ISAAK und NOORDEN hier berücksichtigen.

Die hier in Frage stehenden Fettsuchtsformen [Dystrophia adiposogenitalis (a), hypophysäre Fettsucht (b), Salz-Wasserfettsucht (c), hypophysär-cerebral-periphere Fettsucht (d)] haben eine Reihe von Faktoren gemeinsam:

Normaler oder leicht erhöhter Gesamtstoffwechsel, erniedrigte spez.-dynam. Wirkung (bei c und d allerdings oft auch normal). Kohlenhydratstoffwechsel verhält sich ganz unregelmäßig, keineswegs ist eine erhöhte Zuckertoleranz allgemein. Ansprechbarkeit des autonomen Nervensystems herabgesetzt. Häufig Hyperthermie, meist deutliche Herabsetzung der Erregbarkeit des Atemzentrums. Oft ausgeprägte psychische Störungen im Sinne der sog. Hypophysärstimmung (Gleichgültigkeit, manisch-läppisches Wesen, Schlafsucht, u. U. Gereiztheit). Blutbild: Meist mäßige Lymphocytose, sonst normal. Von besonderem Interesse sind hier die

Störungen der Osmoregulation und des Wasser- und Salzstoffwechsels. Sind Anzeichen von Störungen in diesen 3 Gebieten vorhanden (Bluteindickung oder Verdünnung, Wasser- und NaCl-Retentionen), so kann man mit Sicherheit auf eine Störung der Zwischenhirnzentren, bezüglich ihrer Verbindung mit der Hypophyse schließen. Liegen nur Salz- und Wasserstörungen vor, so muß man noch an eine Störung rein peripherer Genese denken. Bei der reinen Dystrophia adiposogenitalis und der hypophysären Fettsucht fehlen im allgemeinen Störungen der Osmoregulation und des Wasser- und Salzstoffwechsels. Auch ist hier die Hyperthermie meist in geringerem Maße vorhanden.

Es ist also durch diese Betrachtungsweise eine gewisse Differentialdiagnose möglich, wenngleich Übergänge mit fraglichen Funktionsbefunden natürlich vorkommen. Hier kann oft die klinische Untersuchung (Verteilung des Fettes, Nachweis eines Hypophysenprozesses) mehr leisten als die funktionelle Analyse des Krankheitsbildes.

Das Syndrom des *Diabetes insipidus* (Polyurie, Polydipsie mit oder ohne Störungen der Osmoregulation, d. h. Hyper- oder Hypochlorämie) kann einer Störung im Bereiche der Hypophyse (Hinterlappen und Zwischenlappen) entsprechen. Man muß sich aber bewußt sein, daß im Mittelpunkt dieses Syndroms sicher eine Störung der zentralen Regulation steht, die eben auch von der Hypophyse aus verursacht sein kann. Bei Fehlen sonstiger auf die Hypophyse deutender Untersuchungsergebnisse wird man in erster Linie eine rein cerebrale Ursache annehmen. Ebenso liegen bei dem Bilde der primären Oligurie in erster Linie Störungen des Zwischenhirns zugrunde.

3. Hypofunktion bzw. Afunktion der Gesamthypophyse (Kachexia hypophysipriva): Gesamtstoffwechsel hochgradig herabgesetzt. Spez.-dynam. Wirkung fast gleich Null. Starke Wasser- und NaCl-Retention. Herabgesetzter Eiweißstoffwechsel mit stark verzögerter Ausscheidung von N-Zulagen. Herabgesetzter Eiweißgehalt des Blutes. Normale osmotische Verhältnisse im Blut, dagegen Störungen im Austausch zwischen Blut und Geweben. Herabgesetzte Ansprechbarkeit des autonomen Nervensystems. Abnorme Trockenheit der Haut. — Es ist aber dabei zu berücksichtigen, daß es sich hier wohl selten um ein rein hypophysäres Leiden handelt, sondern wohl meist eine pluriglanduläre Insuffizienz dazu tritt.

Nebenniere.

1. Hyperfunktion (wohl nur als symptomatische Erkrankung bekannt): Erhöhung des Gesamtstoffwechsels (Gasstoffwechsel). Spez.-dynam. Wirkung normal. Normale Verhältnisse des Wasser- und Salzstoffwechsels. Störungen des Kohlenhydratstoffwechsels im Sinne einer Hyperglykämie und alimentären Glykosurie. Ausgeprägter sympathicotonischer Reaktionstyp.

2. **Hypofunktion** (Addisonsche Krankheit, symptomatische Hypofunktion): Herabsetzung des Gesamtstoffwechsels, erniedrigte spez.-dynam. Wirkung der Nahrungsstoffe. Herabsetzung des Eiweißstoffwechsels. Keine Störung des Wasser- oder Salzstoffwechsels. Störung des Kohlenhydratstoffwechsels im Sinne einer erhöhten Toleranz und einer Herabsetzung des Blutzuckerspiegels. Osmoregulation normal. Versagen des Sympathicotonus, daher relative Vagotonie. Hypothermie, herabgesetzte Erregbarkeit des Atemzentrums. Blutbild: Zahl der Erythrocyten und des Hämoglobins meist herabgesetzt, Lymphocytose bei sonst normaler Leukocytenzahl, häufig mäßige Eosinophilie.

Parathyreoidea (Epithelkörperchen).

1. **Hyperfunktion**: Noch keineswegs geklärt, ist in Zusammenhang gebracht worden mit der Paralysis agitans, der Myasthenia pseudoparalytica (LUNDBERG, CHVOSTEK) und Störungen des Kalkstoffwechsels im Sinne der Kalkgicht.

2. **Hypofunktion (Tetanie)**: Gesteigerte Erregbarkeit sämtlicher Nervenelemente mit Einschluß des autonomen Nervensystems, besonders im Vordergrund steht die gesteigerte Erregbarkeit der motorischen Nerven und Muskeln. (Trousseau-Chvosteksches Phänomen und starke Erniedrigung der Reizschwelle für die Öffnungszuckung bei Reizung mit dem galvanischen Strom, Erbsches Phänomen.) Der Mineralstoffwechsel zeigt besonders Störungen des Kalkes, und zwar in der Hauptsache des intermediären Kalkstoffwechsels (erheblich verminderte Ca-Werte im Blut bei erhöhtem K-Wert, Mg und Na normal, anorganischer Phosphor meist erhöht). Häufig negative Kalkbilanz und herabgesetzter Kalkgehalt der Organe. Eiweißstoffwechsel ebenfalls intermediär gestört im Sinne einer Erhöhung des Ammoniakstickstoffes, der Aminosäuren und des Kreatinins (Quotient $NH_3 : N$ erhöht). Störungen des Kohlenhydratstoffwechsels im Sinne einer verminderten Toleranz, allerdings wohl nur außerhalb des Anfalls. Blutbild: In anfallsfreier Zeit normal, während des Anfalls bedeutende Leukocytose mit relativer Vermehrung der Lymphocyten. Nach dem Anfall ist eine Erhöhung der Erythrocyten bis zu 8 Millionen beobachtet worden.

Thymus.

Beim Thymus tritt die Hyperfunktion in Form der Persistenz des Thymus auf. Seine Feststellung ist vor der Hand rein klinisch gegeben und zwar durch gleichzeitiges Bestehen eines ausgeprägten Lymphatismus und durch röntgenologische Darstellung der Drüse. Auf das häufige Vorkommen beim Morbus Basedowii sei hingewiesen. Funktionell kann man wohl nur die sekundären Störungen anderer Drüsen (Keimdrüse, Nebenniere) erfassen, nicht den Thymus selbst. Bei Funktionsausfall der Thymusdrüse ist Abnahme des Blutkalkes beobachtet worden (LEITES).

Epiphyse.
1. Hyperfunktion: Führt zum Bilde des Hypergenitalismus und der Pubertas praecox.
2. Hypofunktion: Ist für manche Fälle von Adipositas und genitaler Hypoplasie ursächlich angenommen worden.

Die Klärung der Krankheitsbilder ist über die rein klinische Beobachtung (Symptom eines Hirntumors, Störungen anderer endokriner Drüsen) nicht hinausgekommen.

Keimdrüsen.

1. Hyperfunktion (Hypergenitalismus): Bei der einwandfreien klinischen Beurteilung sind Untersuchungen in der Richtung einer Funktionsprüfung z. B. des Stoffwechsels bisher unterblieben, obwohl sie vielleicht in bezug auf die verschiedene Pathogenese Aufschluß bringen könnten. Die Hyperfunktion des Ovars kann sich unter Umständen in Störungen des Mineralhaushaltes im Sinne schwerer Beeinträchtigung des Kalk- und Phosphatstoffwechsels kundgeben. Dafür sprechen die sicheren Beobachtungen an Fällen von Osteomalacie, die nach Ausschaltung des Ovars in Heilung übergehen. Doch muß hier grundsätzlich betont werden, daß es einerseits sicher Fälle von Hyperfunktion gibt, die ohne Störungen von Kalk- und Phosphatstoffwechsel verlaufen und zum anderen ein großer Teil von Osteomalaciefällen Störungen anderer endokriner Drüsen bei normalem Ovar zeigt (z. B. Insuffizienz der Epithelkörperchen, Erkrankungen der Nebennieren). Die Osteomalacie muß somit vielmehr als Typus eines pluriglandulären Krankheitsbildes angesehen werden (H. ZONDEK).

2. Hypofunktion (Kastration, Eunuchoidismus, Hypogenitalismus, Klimakterium, ovarielle Fettsucht).

Frage des Gesamtstoffwechsels noch stark umstritten, doch sichere Beobachtungen von Herabsetzung nach Kastration vorhanden (A. LOEWY und RICHTER, A. LOEWY und CAMINER, eigene Untersuchungen). Bei der ovariellen Fettsucht liegen meist normale, seltener in geringer Weise erniedrigte Grundumsatzwerte vor, die spez.-dynam. Wirkung nach oben erwähnter Probekost zeigt in der überwiegenden Zahl normale Verhältnisse, ja sogar relativ hohe Werte (LIEBESNY, eigene Untersuchungen), was unter Umständen differentialdiagnostisch gegenüber der hypophysären Fettsucht verwertbar ist. Die einzelnen Stoffwechselgebiete, soweit Untersuchungen vorliegen, zeigen normale Verhältnisse. Herabgesetzte Ansprechbarkeit des autonomen Nervensystems mit Neigung zur Vagotonie. Störungen des Kohlenhydratstoffwechsels im Sinne einer Herabsetzung des Blutzuckers

Die funktionelle Diagnostik der endokrinen Erkrankungen. 127

und Erhöhung der Zuckertoleranz, doch kommt bei der klimakteriellen Hypofunktion häufig das Gegenteil vor (alimentäre Glykosurie, Prädiabetes), oft mit Blutdrucksteigerung (genuine Hypertonie!). Störungen des Mineralhaushaltes im Sinne einer verzögerten Verknöcherung (vermehrtes Längenwachstum). Blutkalkwerte oft etwas erhöht. Blutbild: Im allgemeinen normale Verhältnisse, häufig Lymphocytose und Mononucleose.

In jüngster Zeit ist es ALLEN und DOISY gelungen, durch Verwertung der vaginalen Nagerbrunst (zuerst von LATASTE beschrieben) eine Methode zu schaffen, die wirkungsfähiges Ovarialhormon erkennen läßt. B. ZONDEK und ASCHHEIM haben mit dieser Methode das ganze Ovarialproblem grundsätzlich geklärt, und M. LOEWE (Dorpat) u. a. Autoren haben versucht, diese Methode sogar quantitativ auszuwerten. Es ist allem Anschein nach auf diese Weise möglich, die Schwankungen des Hormongehaltes im Blute der Frau während des Geschlechtszyklus zu verfolgen.

Pankreas.

1. Hyperfunktion (pankreatogene Fettsucht [FALTA]).
2. Hypofunktion (Diabetes mellitus, Hyperglykämie).

Störung des Kohlenhydratstoffwechsels auf der einen Seite im Sinne einer Steigerung bezüglich Erniedrigung der Toleranz mit Hyper- bzw. Hypoglykämie. Als Funktionsprüfung ist hier in erster Linie die diätetische Einstellung bzw. die Belastung des Pat. zu betrachten. Dazu Prüfung nach Darreichung von Insulin und Adrenalin. Auf die komplizierten Wechselbeziehungen zu den übrigen Stoffwechselgebieten, die alle durch ausgedehnte methodische Untersuchungen weitgehend geklärt sind, kann hier nicht eingegangen werden, da sie einmal größtenteils bekannt sind und in den zahlreichen Sonderschriften über den Diabetes mellitus niedergelegt sind.

Ein Überblick über diese Zusammenstellung der funktionellen Analyse der innersekretorischen Organe zeigt uns, daß wir noch in vieler Beziehung von den Endzielen völliger Erfassung der gestörten Funktion weit entfernt sind. Wirklich praktische Bedeutung kommt der funktionellen Diagnostik bisher wohl nur für das Gebiet der Schilddrüse, Nebenschilddrüse, Hypophyse, Nebenniere und Pankreas, in letzter Zeit noch des Ovars zu. Besondere Schwierigkeiten entstehen aus dem häufigen Zusammentreffen von Störungen mehrerer Drüsen. Wirklich nur auf der Störung *einer* endokrinen Drüse fußende Krankheitsbilder sind sicher ungleich seltener, als man zuerst angenommen hat. Fast stets sind andere Drüsen, sei es primär oder sekundär mitgeschädigt, und die überwiegende Zahl endokriner Krankheitsbilder neigt in das Gebiet pluriglandulärer Erkrankungen mit besonderer Betonung dieser oder jener Drüse. Gerade im Interesse der Analyse dieser Krankheitsbilder müssen weitere Funktionsprüfungen, die für *eine* Drüse spezifisch sind, angestrebt werden.

Die pharmakologische Prüfung des vegetativen Nervensystems.

Von

O. PLATZ - Torgau.

Mit 4 Kurven.

Der Grundstein zu einer systematischen, pharmakologischen Prüfung des vegetativen Nervensystems wurde durch EPPINGER und HESS gelegt und steht in engem Zusammenhang mit deren Lehre von der Vagotonie und Sympathicotonie. Die genannten Autoren rechnen zur Vagotonie jene Konstitutionen, welche einerseits einen funktionell erhöhten Vagustonus, andererseits eine erhöhte Empfindlichkeit gegenüber dem Pilocarpin zeigen, bei einer relativen Unempfindlichkeit gegenüber sympathischen Reizen, also besonders dem Adrenalin. Umgekehrt müßte bei der Sympathicotonie ein erhöhter Tonus im sympathischen System und eine abnorm starke Reaktion auf Adrenalin vorherrschen, während der Parasympathicus auf Pilocarpin und Atropin kaum anspricht. Die pharmakologische Prüfung des vegetativen Nervensystems wird seit EPPINGER und HESS mit den vegetativen Giften Adrenalin, Atropin und Pilocarpin ausgeführt.

Diese Substanzen wurden bisher subcutan injiziert. Erst in neuerer Zeit beginnt man die intravenöse Einspritzung anzuwenden. CSEPAI und SANGUINETTI wiesen nämlich nach, daß mit der subcutanen Einspritzung des Adrenalins nur eine scheinbare, nicht eine wirkliche Adrenalinempfindlichkeit festgestellt werden kann, weil dieselbe in hohem Maße von den Resorptionsverhältnissen abhängig ist. Auf Grund zahlreicher eigener Versuche kann ich der Ansicht der genannten Autoren zustimmen. Außer beim Adrenalin konnte ich auch beim Atropin und Pilocarpin nachweisen, daß die Wirkung dieser Mittel nach subcutanen Injektionen erheblich durch die Resorptionsverhältnisse beeinflußt wird. *Man sollte deshalb für die pharmakologische Prüfung des vegetativen*

Die pharmakologische Prüfung des vegetativen Nervensystems.

Nervensystems nur noch die intravenöse Applikationsart verwenden. Im folgenden soll neben der bisher gebräuchlichen subcutanen Anwendung auch die intravenöse entsprechend gewürdigt werden.

Adrenalin.

Man verwendet bei der *subcutanen* Einverleibung das Adrenalin in Mengen von 0,75—1,0 mg, bei der *intravenösen* in Mengen von 0,01 mg. Hierbei lassen sich gemäß der erregenden Wirkung des Mittels auf die peripheren Nervenendigungen des *gesamten* sympathischen Systems Reaktionen an allen visceralen Organen nachweisen.

Folgende Wirkungen des Adrenalins sind hier von Bedeutung:

a) Allgemeinerscheinungen: Der normale Mensch bekommt wenige Minuten nach der Injektion Herzklopfen, Angstgefühl, Blässe des Gesichts und allgemeine Unruhe. Diese Symptome treten nach EPPINGER und HESS beim Sympathicotoniker in bedeutend verstärktem Maße auf. Bei den parasympathisch Übererregbaren sind die genannten Erscheinungen wenig ausgesprochen, um so mehr aber andere, die das Adrenalin durch gleichzeitige Vaguserregung bedingt, wie z. B. Extrasystolen. Das Adrenalin bewirkt ferner eine Steigerung der Reflexe und einen Tremor, der nach FRENSBERG feinschlägig sein und dem des Morbus Basedowii ähneln soll. Bei Sympathicotonikern tritt der Tremor bedeutend stärker auf als bei Normalen.

b) Blutdrucksteigerung: Beim Normalen tritt nach *subcutaner* Injektion von Adrenalin etwa 5—10 Minuten nach der Injektion eine Blutdrucksteigerung bis zu etwa 150 mm Hg ein, welche nach weiteren 10—20 Minuten wieder abklingt. Beim sympathisch Übererregbaren erreicht der Blutdruck bedeutend höhere Werte. Nach der *intravenösen* Einspritzung von 0,01 mg Adrenalin erfolgt der Blutdruckanstieg sofort nach der Injektion, erreicht beim Normalen ebenfalls eine Höhe von 150 mm Hg und ist nach 10 Minuten bereits wieder zur Norm zurückgekehrt. Beim sympathisch Übererregbaren erreicht der Blutdruck bedeutend höhere Werte. Nach FALTA, NEWBURGH und NOBEL soll der Druckanstieg bei Normalen ein allmählicher sein, bei sympathisch Übererregbaren dagegen besonders hohe und steile Kurven aufweisen. DRESEL geht noch weiter. Aus dem Verlauf seiner Blutdruckkurven nach Adrenalin glaubt er nicht nur normale von sympathisch Übererregbaren trennen, sondern sogar die Diagnose „Vagotonie" stellen zu können. Nach ihm sollen bei Sympathicotonikern die Blutdruckkurven nach subcutaner Injektion von 1 mg Adrenalin steil ansteigen, bei Vagotonikern hingegen zuerst eine Senkung erfahren und erst im Anschluß daran einen Anstieg. Bei jeder sympathischen Erregung soll zentral eine Vaguserregung erfolgen, um so gewissermaßen eine geordnete Bewegung zustande kommen zu lassen. Wenn nun in einem der beiden Systeme die Reizschwelle herabgesetzt ist, so wird das andere überwiegen. Ähnliche Kurven wie Dresel fand auch Biligheimer.

Die Anschauung Dresels über die Wirkung des Adrenalins beim Vagotoniker scheint mir aus dessen Blutdruckkurven nicht bewiesen: Bei intravenöser Injektion erhält man auch beim Vagotoniker nie die „vagotonischen" Kurven Dresels. Die Adrenalinblutdruckkurve *allein* kann nur darüber Aufschluß geben, ob eine Übererregbarkeit im sympathischen System vorliegt oder nicht. Über den Erregungszustand des Parasympathicus kann sie uns nicht Klarheit verschaffen. Es ist auch falsch, eine Adrenalinunempfindlichkeit dann anzunehmen, wenn man bei alten Leuten, oder bei Patienten mit Dementia praecox, oder bei blassen Kindern nur geringe Blutdrucksteigerung nach Adrenalin beobachtet, und dieses abnorme Verhalten auf Erschöpfung des Herzens, funktionelle Minderwertigkeit der Gefäße oder auf eine mangelhafte Gefäßanlage zurückführt (Arnstein und Schlesinger, Schmidt, Schiff und Eppstein). In diesen Fällen handelt es sich eben um eine abnorme Reaktion der Erfolgsorgane infolge von krankhaften Veränderungen und nicht um eine Herabsetzung der Erregbarkeit des Sympathicus.

c) **Veränderung der Pulsfrequenz:** Nach Adrenalininjektion tritt in der weitaus größten Mehrzahl der Fälle eine *Pulsbeschleunigung* ein, die auf die Wirkung des Mittels auf den Nervus accelerans zu beziehen ist. Eine Pulsbeschleunigung bis zu 30 Schlägen in der Minute gilt sowohl bei der intravenösen als auch bei der subcutanen Einspritzung als normal; eine solche um mehr als 30 Schläge in der Minute spricht in Gemeinschaft mit anderen Erscheinungen für eine Übererregbarkeit des sympathischen Systems. Häufig (nach Sczymonowicz, Kraus, Friedental und Biedl stets) beobachtet man nach subcutanen Adrenalininjektionen eine anfängliche Pulsverlangsamung, welche Biedl und

REINER mit einer reflektorischen Depressorwirkung infolge des schnellen Blutdruckanstieges erklären. BAUER nimmt für die Pulsverlangsamung, die er in einigen *Fällen ohne Anstieg des Blutdruckes* beobachtete, eine periphere Vagusreizung an. *Es hat demnach das Adrenalin außer einer im Vordergrunde stehenden Wirkung auf den Sympathicus auch eine solche auf den Vagus.* Während bei Normalen nach Adrenalin die Acceleranserregung die Vaguswirkung übertrifft oder ihr das Gleichgewicht hält, so daß eine Wirkung auf die Pulsfrequenz überhaupt ausbleibt, kann bei anderen die Vaguswirkung überwiegen und so die Pulsverlangsamung herbeiführen.

Nach *intravenöser* Einspritzung von 0,01 mg Adrenalin beobachtete ich nämlich eine anfängliche Pulsverlangsamung bei solchen Patienten, die neben den klinischen Symptomen der Vagotonie eine starke Pilocarpinreaktion zeigten (z. B. bei Leuten mit Asthma bronchiale, Ulcus ventriculi u. a.). Bei diesen Patienten fiel die anfängliche Pulsverlangsamung fort, wenn der intravenösen Adrenalineinspritzung eine intravenöse Atropininjektion vorausgeschickt wurde. Diese Beobachtung ist ein Beweis dafür, daß die Ansicht BAUERS, daß das Adrenalin außer auf den Sympathicus auch auf den Parasympathicus erregend wirkt, richtig ist. Denn die infolge Vagusreiz pulsverlangsamende Wirkung des Adrenalins wird durch das vaguslähmende Atropin aufgehoben. Wenn nach intravenösen Adrenalininjektionen eine Blutdrucksteigerung, die innerhalb der Grenzen des Normalen liegt, mit einer gleichzeitigen Pulsverlangsamung verbunden ist, so spricht dies für eine Übererregbarkeit des parasympathischen Systems. Handelt es sich jedoch um einen erhöhten Tonus im sympathischen System, so ist ebenso wie die Blutdruckkurve auch die Pulsfrequenzkurve eine steil ansteigende.

Aus dem Verlauf der Puls- und Blutdruckkurven nach intravenöser Adrenalineinspritzung kann man somit erfahren, ob der Parasympathicus leichter erregbar ist als der Sympathicus oder umgekehrt.

d) **Änderung der Atemfrequenz:** Bei allen Menschen, die eine deutliche Adrenalinwirkung zeigen, beobachtet man eine Beschleunigung der Atemfrequenz, deren Ursache noch nicht geklärt ist. Die von BIEDL im Tierversuch nach *intravenöser* Adrenalininjektion beobachtete Atemfrequenzverminderung wird beim Menschen nie gefunden (PLATZ).

Eine nicht selten nach Adrenalin beobachtete respiratorische Arhythmie deutet auf eine Wirkung auf das Vaguszentrum hin.

e) **Änderung des Blutzuckergehaltes:** Nach Adrenalininjektion findet man bei allen Menschen eine Hyperglykämie, die bei *subcutaner* Einspritzung nach etwa 30 Minuten, bei *intravenöser* nach etwa 10 Minuten den Höhepunkt erreicht (vgl. PLATZ, Über die Wirkung des Adrenalins). Sie wird aufgefaßt als Ausdruck der Reizbarkeit der die Leber versorgenden sympathischen Nerven und der Leberzellen selbst gegen Adrenalin und müßte deshalb bei sympathisch Übererregbaren höhere Werte ergeben als bei Normalen. Da jedoch häufig auch Normale nach Adrenalin hohe Blutzuckerwerte aufweisen, und da die Hyperglykämie von dem Kohlenhydratgehalt der Nahrung und dem Glykogengehalt der Leber abhängig ist, kann man aus dem Verlauf der Adrenalin-Blutzuckerkurven nicht mit Sicherheit den Erregbarkeitszustand des ,,Sympathicus" beurteilen.

f) **Glykosurie:** Nach 1 mg Adrenalin subcutan wird im Urin des Normalen kein Traubenzucker gefunden, sondern angeblich nur im Urin des Sympathicotonikers. Der Urin muß innerhalb der nächsten 6 Stunden nach der Injektion in zweistündigen Abständen auf Zucker untersucht werden. FALTA, NEWBURGH und NOBEL riefen bei Leuten, die auf Adrenalin nicht mit Glykosurie antworteten, eine solche durch Vorbehandlung mit Atropin hervor. Ebenso gelang es, die Adrenalinglykosurie durch Vorbehandlung mit Pilocarpin zu verhindern. Für das Auftreten der Adrenalinglykosurie müßte also eine Übererregbarkeit des Sympathicus notwendig sein. Jedoch vermißt man oft sowohl nach *subcutaner* als auch nach *intravenöser* Adrenalineinspritzung die Glykosurie bei solchen Patienten, die in bezug auf Blutdruck- und Pulsfrequenzänderung eine starke Adrenalinreaktion und somit einen erhöhten Tonus im sympathischen System zeigen. Es *darf dem Auftreten oder Fehlen der Glykosurie nach Adrenalininjektion keine zu große Bedeutung beigelegt werden*, zumal das Erscheinen von Zucker im Urin noch abhängig ist von dem Kohlenhydratgehalt der Nahrung, dem Glykogenvorrat der Leber und der Zuckerdurchlässigkeit der Niere. Aus denselben Gründen kommt auch jene Glykosurie, die nach oraler Verabreichung von 100 g Traubenzucker und anschließender Adrenalininjektion oft zu beobachten ist und von vielen als Zeichen der Sympathicotonie angesehen wurde, für die pharmakologische Prüfung des vegetativen Nervensystems nicht wesentlich in Betracht.

g) Veränderung des Blutbildes: 1 mg Adrenalin *subcutan* bedingt in der ersten halben Stunde nach der Injektion Lymphocytose, danach polymorphkernige Leukocytose. Nach *intravenöser* Injektion hingegen beobachtete ich nur eine Lymphocytose, während ich die polymorphkernige Leukocytose vermißte. Als Ursache der Adrenalin-Lymphocytose sehen FREY und HAGEMANN eine mechanische Auspressung lymphocytärer Elemente an, vor allen Dingen in der Milz, wobei das Adrenalin auf die glatte Muskulatur der Kapsel, Trabekel und Gefäße wirken soll; SCHENK und NÄGELI erklären hingegen die Vermehrung zur Hauptsache aus einer plötzlich zustande gekommenen Verstärkung des Blutkreislaufes, und FRIEDBERG denkt an chemotaktisch wirkende Kräfte. Die Veränderungen des Blutbildes nach Adrenalininjektion sind jedoch nicht eindeutig als Sympathicusreizung zu erklären; denn Pilocarpin ruft nach intravenöser Injektion sowohl beim Tier als auch beim Menschen einen ähnlichen Effekt hervor.

h) Löwische Reaktion: 1—3 Tropfen einer Adrenalinlösung $1/1000$ werden in den Conjunctivalsack eingeträufelt. Danach wird für längere Zeit das Verhalten der Pupillen beobachtet. Der sympatisch Übererregbare bekommt eine mehr oder weniger starke Mydriasis, die beim Normalen ausbleibt. Es gehen nämlich vom Ganglion cervicale superius nicht nur fördernde, die Erweiterung der Pupille besorgende, sondern auch hemmende sympathische Fasern aus. Die Reaktion wird dann positiv, wenn dieser hemmende Einfluß durch Steigerung der fördernden Impulse unterdrückt wird. LÖWI fand die Adrenalinmydriasis nach totaler Exstirpation des Pankreas bei Hunden und bei Katzen, bei künstlich erzeugter Pankreasinsuffizienz, bei manchen diabetischen Menschen und in einigen Fällen von Basedow. Er schloß hieraus auf eine die Adrenalinempfindlichkeit hemmende Funktion des Pankreas und eine die Adrenalinempfindlichkeit steigernde Funktion der Schilddrüse.

Atropin.

0,0005—0,001 g Atropin subcutan injiziert wirkt lähmend auf die Nervenendigungen des parasympathischen Systems, also vor allem des Vagus, und hat daher eine pulsbeschleunigende Wirkung. BAUER, HECHT und SPERK, KAUFMANN, DONATH u. a. beobachteten bei kleinen *subcutanen* Atropindosen unterhalb $5/10$ mg eine Bradykardie, die von ihnen und anderen als paradoxe oder inverse Atropinwirkung bezeichnet wird. Auch nach *intravenösen* Injektionen von weniger als 0,5 mg konnte ich *stets* eine Pulsverlangsamung beobachten. Diese Wirkung kleiner Atropingaben dürfte auf Vagusreizung beruhen. Größere Dosen als $5/10$ mg *subcutan* injiziert rufen anfangs stets eine Pulsverlangsamung hervor, die erst allmählich in eine Pulsbeschleunigung übergeht. Nach *intravenöser* Injektion von mehr als $5/10$ mg sah ich *nie* eine anfängliche Verlangsamung, sondern *stets* eine *sofortige* Beschleunigung des Pulses. Es muß also die nach subcutaner Injektion beobachtete anfängliche Bradykardie und anschließende Pulsfrequenzsteigerung auf die allmähliche Resorption des Mittels zurückgeführt werden; die anfängliche Verlangsamung wird bewirkt durch die anfangs nur geringen resorbierten Atropinmengen, die anschließende Beschleunigung durch das gesamte resorbierte Atropin. Diese Beobachtungen müssen dazu führen, der intravenösen Injektion den Vorzug vor der subcutanen zu geben.

Zur pharmakologischen Prüfung des vegetativen Nervensystems verwendet man das Atropin in Dosen von 0,5—1,0 mg bei der *subcutanen* oder von 0,75 mg bei der *intravenösen* Einverleibung. Bei der subcutanen Injektion nimmt man einen positiven Ausfall der Atropinreaktion entweder dann an, wenn der Puls um mindestens 20 Schläge frequenter wird und Palpitation oder Pharynxsymptome (eine Trockenheit im Munde oder Rachen) auftreten (PETRÉN und THORLING). Die *intravenöse* Injektion von 0,75 mg zeigt eine positive Reaktion an, wenn neben den noch zu besprechenden Wirkungen des Atropins die Pulsfrequenz um 30—40 Schläge in der Minute vermehrt wird.

Die übrigen Wirkungen des Atropins, wie Trockenheit im Munde und Rachen, lästiges Herzklopfen und Kopfschmerzen, dürfen zur Beurteilung des Ausfalls der Atropinreaktion nur in Gemeinschaft mit der Pulsfrequenzveränderung verwandt werden; denn häufig beobachtet man die genannten Symptome bei nur unbedeutender Pulsbeschleunigung.

Das Atropin hat auch noch in anderer Hinsicht diagnostische Bedeutung. Wenn eine respiratorische Arhythmie, oder eine

Obstipation, oder bestimmte Formen von Bradykardie durch das Atropin zum Schwinden gebracht werden können, so beweist dies, daß die genannten Erscheinungen auf einer Übererregbarkeit des Parasympathicus beruhen.

Die Wirkung des Atropins entspricht scheinbar in gewissen Fällen der des Adrenalins, aber nur dann, wenn in einem Organ sympatische und parasympathische Fasern direkt antagonistische Funktionen haben.

Dies tritt besonders auffällig am Auge hervor. Hier ruft sowohl das parasympathisch lähmende Atropin als auch das sympathisch erregende Adrenalin die gleiche Wirkung, nämlich eine Pupillenerweiterung, hervor, trotz verschiedenen Angriffspunktes.

Pilocarpin.

Zur Prüfung des Erregbarkeitszustandes des parasympathischen Systems injiziert man entweder 0,01 g Pilocarpin subcutan oder 0,0075 g intravenös. Der Normale zeigt bald nach der Einspritzung Symptome der Vaguserregung, wie Hitzegefühl, Rötung des Gesichtes (als Erregung der Vasodilatatoren), Schweißausbruch und vermehrten Speichelfluß. Bei Übererregbarkeit des parasympathischen Systems treten diese Erscheinungen besonders stark hervor. Außerdem werden zuweilen auch noch Schwindelgefühl, lästiges Herzklopfen, vermehrte Darmperistaltik und Akkommodationskrämpfe beobachtet. Folgende Wirkungen des Pilocarpins bedürfen besonderer Besprechung.

a) Die Wirkung auf den Puls: Nach unserer theoretischen Auffassung müßte das Pilocarpin entsprechend seiner vagusreizenden Wirkung eine Pulsverlangsamung bedingen. Dies trifft jedoch in Wirklichkeit nicht zu. Während EPPINGER und HESS nach subcutaner Verabreichung keinen Einfluß auf die Pulsfrequenz beobachteten, sahen BAUER, SARDEMANN, FABER und SCHON, FRIEDBERG u. a. häufig eine, wenn auch nicht sehr ausgesprochene *pulsbeschleunigende Wirkung* nach subcutanen Pilocarpineinspritzungen. Diese führt FRIEDBERG darauf zurück, daß die voll wirksame Dosis des Pilocarpins zu nahe der toxischen liegt und somit kleine Gaben Pilocarpin ebenso wie beim Atropin den entgegengesetzten Erfolg von größeren Gaben haben. Diese Annahme ist aber für die subcutane Injektion von kleinen Dosen noch nicht erwiesen. Nach FRIEDBERG soll die Pulsbeschleunigung durch zentral erregende sympathische Einflüsse bedingt sein. LEHMANN stellte fest, daß jene Fälle, welche nach subcutaner Einspritzung eine Pulsbeschleunigung von 15—20 Schlägen in der Minute zeigten, sich auch sonst durch eine starke Reaktion, wie durch Speichelfluß, Schweiß und Aufgeregtheit, als vagotonisch übererregbar kundgaben.

Nach intravenöser Injektion von 0,0075 g Pilocarpin sah ich stets eine Pulsbeschleunigung. Diese erreichte besonders hohe Werte bei solchen Kranken, bei denen neben klinischen Erscheinungen der Vagotonie auch die Wirkung des Pilocarpins auf Schweiß- und Speichelsekretion eine *sehr* starke war und die Pulsfrequenzkurve nach 0,01 mg Adrenalin intravenös eine Verminderung der Pulszahl zeigte. Eine allgemein befriedigende Erklärung *der* Tatsache, daß das vagusanregende Pilocarpin eine Pulsbeschleunigung hervorruft, ist zur Zeit nicht zu geben. Doch glaube ich behaupten zu dürfen, daß eine Pulsbeschleunigung um mehr als 30 Schläge in der Minute nach 0,0075 g Pilocarpin intravenös als Zeichen einer Übererregbarkeit im parasympathischen System aufzufassen ist.

b) Wirkung auf die Gefäße: Fast stets beobachtet man nach Pilocarpineinspritzung eine Rötung der Gesichtshaut und zuweilen eine solche der Haut des Rumpfes. Auch klagen Kranke nach Pilocarpininjektion fast immer über Hitzegefühl. Die Rötung sowohl als auch das Hitzegefühl sind zurückzuführen auf eine stärkere Durchblutung der Haut. Diese kommt dadurch zustande, daß das Pilocarpin die parasympathischen Nervenendigungen der Hautgefäße erregt und so zu einer Gefäßerweiterung führt. Auf die sakral-autonomen Gefäßnerven scheint das Pilocarpin keine Wirkung zu haben. Obwohl die Hauptursache der Erektion in einer Erweiterung der Arterien des Penis unter Einwirkung des N. erigens zu sehen ist, beobachtet man nach Pilocarpininjektion nie eine Erektion. Auf die Gefäße des Penis hat das *Yohimbim* eine elektive Wirkung. Dadurch, daß es diese erweitert und gleichzeitig das Reflexzentrum für die Erektion anregt, kommt es zu einer Erektion des Penis.

c) Wirkung auf die Speichelsekretion: Auch beim Normalen findet man nach Pilocarpineinspritzung eine vermehrte Speichelsekretion. Eine Übererregbarkeit des parasympathischen Systems kann man nur dann annehmen, wenn die Menge des Speichels

Die pharmakologische Prüfung des vegetativen Nervensystems. 137

nach *subcutaner* Injektion von 0,01 g oder nach *intravenöser* von 0,0075 g Pilocarpin innerhalb der ersten Stunde nach der Einspritzung mindestens 75 ccm beträgt. Die durch Pilocarpin hervorgerufene vermehrte Sekretion eines *dünnflüssigen* Speichels ist daraus zu erklären, daß das Mittel die Endigungen der die Speicheldrüsen versorgenden autonomen Nerven erregt.

Die Sekretionsnerven der Speicheldrüsen gehören nämlich zum Teil dem autonomen, zum Teil dem sympathischen Nervensystem an. Die ersteren entstammen für die Parotis dem Nervus glossopharyngeus, für die Submaxillaris und die Sublingualis dem Nervus facialis, von welchem aus sie durch die Chorda tympani zum Lingualis und von dort durch das Ganglion submaxillare und sublinguale zu den Drüsen verlaufen. Die sympathischen Fasern kommen vom Halssympathicus her.

Nach elektrischer Reizung des Halssympathicus beobachtet man eine vermehrte Sekretion eines zähen und dickflüssigen, nach einer solchen der die Speicheldrüsen versorgenden autonomen Nerven eine vermehrte Absonderung eines dünnflüssigen Speichels. Dieselbe Wirkung, die durch elektrische Reizung der in Frage kommenden autonomen Nerven auf die Speichelsekretion hervorgerufen wird, kann man auch durch Pilocarpininjektion erzielen. Auch hiernach erhält man einen dünnflüssigen Speichel als Zeichen einer Reizung der autonomen Nervenendigungen der Speicheldrüsen.

d) **Wirkung auf die Schweißsekretion:** Fast immer tritt nach Pilocarpineinspritzung eine vermehrte Schweißabsonderung ein. Diese ist als Reaktion auf eine Pilocarpininjektion schwer zu erklären, da ein Widerspruch besteht zwischen physiologischer Nervenreizung und pharmakologischer Wirkung auf die Schweißdrüsen. Die physiologischen Untersuchungen sprechen nur für eine sympathische Innervation der Schweißdrüsen, die pharmakologischen für eine parasympathische. H. H. MEYER nimmt an, daß die Nerven der Schweißdrüsen schon vom Zentrum her in der Bahn des Rückenmarks beigemischte parasympathische Fasern enthalten. DIEDEN meint, daß die fördernden Fasern dem Sympathicus, die hemmenden dem Parasympathicus angehören. Wahrscheinlich führen beide Systeme, das sympathische und auch das parasympathische, fördernde und hemmende Fasern. Ich glaube, daß wir ebenso, wie wir einen sympathischen und parasympathischen Speichel trennen können, auch einen sympathischen und parasympathischen Schweiß unterscheiden dürfen. Der „sympathische" Schweiß ist derjenige, den wir als Angstschweiß und kalten Schweiß kennen und der zuweilen auch nach Adrenalininjektion beobachtet wird. Er ist mit einer Blässe des Gesichts infolge gleichzeitiger Vasokonstriktion der Hautgefäße verbunden. Der „parasympathische" Schweiß wäre der bei hoher Außentemperatur auftretende Schweiß, der mit Hitzegefühl und Rötung des Gesichtes infolge gleichzeitiger Erregung der parasympathisch innervierten Vasodilatatoren einhergeht und auch durch Pilocarpin hervorgerufen werden kann.

e) **Wirkung auf die Sekretion verschiedener anderer Drüsen:** Häufig beobachtet man bei vagotonisch Übererregbaren nach Pilocarpininjektion eine vermehrte Tränensekretion. Weit seltener tritt eine vermehrte Absonderung der Schleimdrüsen der Nase auf, die das Bild eines ganz akuten, kurz dauernden „Schnupfens" bietet. Eine vermehrte Sekretion der Bronchialdrüsen, die aus auftretenden, feuchten Rasselgeräuschen über den Lungen diagnostiziert wird, scheint ebenso wie Spermatorrhöe eine seltene Erscheinung nach Pilocarpin zu sein.

f) **Wirkung auf den Magen-Darmtraktus und die Blasenentleerung:** Nur selten wird nach Pilocarpininjektion über Brennen und Druckgefühl in der Magen-Darmgegend, über Übelkeit und Brechreiz geklagt. Ebenfalls sieht man nur ganz selten nach Pilocarpineinspritzung Erbrechen oder Diarrhöe auftreten. Röntgenologisch hat man nach Pilocarpin zuweilen eine vermehrte Peristaltik des Magen-Darmkanals beobachtet.

Harndrang oder Blasentenesmus, welche nach Pilocarpineinspritzung als die Folge einer Erregung sakral-autonomer Nervenendigungen in der Blasenwand aufzufassen sind, gehören ebenfalls zu den seltenen Folgeerscheinungen einer Pilocarpininjektion.

Bei Leuten mit Harn- und Stuhlverhaltung infolge von Rükkenmarksquerschnittserkrankung sahen wir wiederholt in der Medizinischen Klinik in Erlangen im Anschluß an eine Pilocarpininjektion eine prompte Entleerung sowohl der Blase als auch des Mastdarms. In solchen Fällen dürfte die Wirkung des Pilocarpins auf einer Reizung parasympathischer Bahnen (Nn. pelvici) beruhen.

Die pharmakologische Prüfung des vegetativen Nervensystems. 139

Die Wirkung des Pilocarpins auf den Magen-Darmtraktus und die Blasenentleerung ist für die pharmakologische Prüfung des vegetativen Nervensystems von untergeordneter Bedeutung.

g) **Die Veränderungen der Blutzusammensetzung** nach Pilocarpineinspritzung sind so uncharakteristisch, daß sie für die pharmakologische Prüfung nicht in Betracht kommen. Näheres vgl. PLATZ, Über die Wirkungen des Pilocarpins.

Schlußfolgerungen.

Zu den Krankheiten, die mit einer *Übererregbarkeit* im *parasympathischen System* verbunden sind oder in einer solchen ihre Ursache haben, gehören das *Asthma bronchiale*, die *spastische Obstipation*, die *Colica mucosa* und wahrscheinlich manche Fälle von *Ulcus ventriculi* und *Supersekretion* des Magens. Bei all diesen Erkrankungen läßt sich nicht selten eine ausgesprochene *Bradykardie* als ein Symptom der „Vagotonie" feststellen. Andere Zeichen einer erhöhten Reizbarkeit oder eines erhöhten Tonus im parasympathischen System, wie vermehrte Speichel- oder Tränenabsonderung, Pupillenenge, Enophthalmus oder Eosinophilie im Blute werden dagegen meistens vermißt. Auch dann, wenn man bei „Vagotonikern" den an sich schon in erhöhtem Tonus befindlichen Vagus durch Pilocarpineinspritzung noch weiter erregt, treten immer nur ganz bestimmte Reizerscheinungen, wie vermehrter Speichelfluß oder Tränensekretion oder Schweiß- oder Magensaftabsonderung oder Rötung der Gesichtes, auf. Andere Zeichen der Tonussteigerung im parasympathischen System, wie Pupillenverengerung oder Pulsverlangsamung oder Erweiterung der Gefäße der Schwellkörper durch erhöhten Tonus im Nervus erigens, werden vermißt.

Man darf also nicht, wie das vielfach geschehen ist, mit dem Namen „Vagotonie" die Vorstellung verbinden, als ob bei diesem von EPPINGER und HESS neugeprägten Krankheitsbegriff der Tonus oder die Reizbarkeit des *ganzen* parasympathischen Systems erhöht sei. In *diesem* Sinne gibt es keine Vagotonie; doch kennen wir Zustände, bei denen das eine oder das andere oder *mehrere* Gebiete des weit „herumschweifenden" Nervus vagus sich im Zustande erhöhter Erregbarkeit befinden und bei denen auch manche anderen Funktionen des parasympathischen Systems,

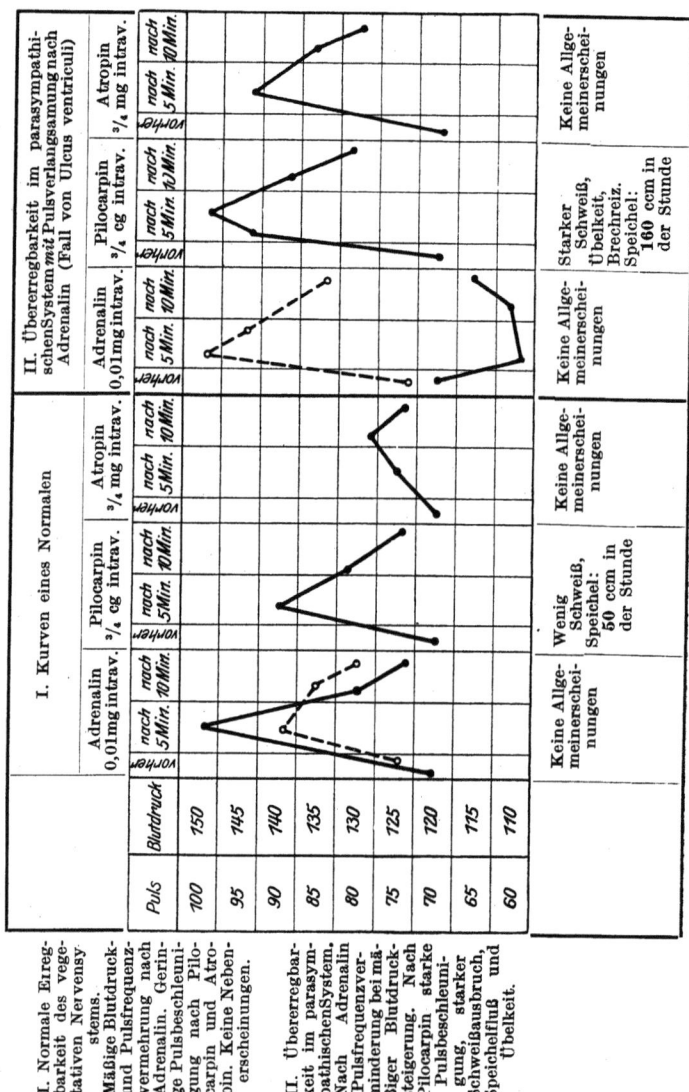

wie z. B. die Speichelsekretion durch Pilocarpinverabreichung besonders stark anzuregen sind, und die auf Adrenalineinspritzung wenig reagieren.

Die pharmakologische Prüfung des vegetativen Nervensystems. 141

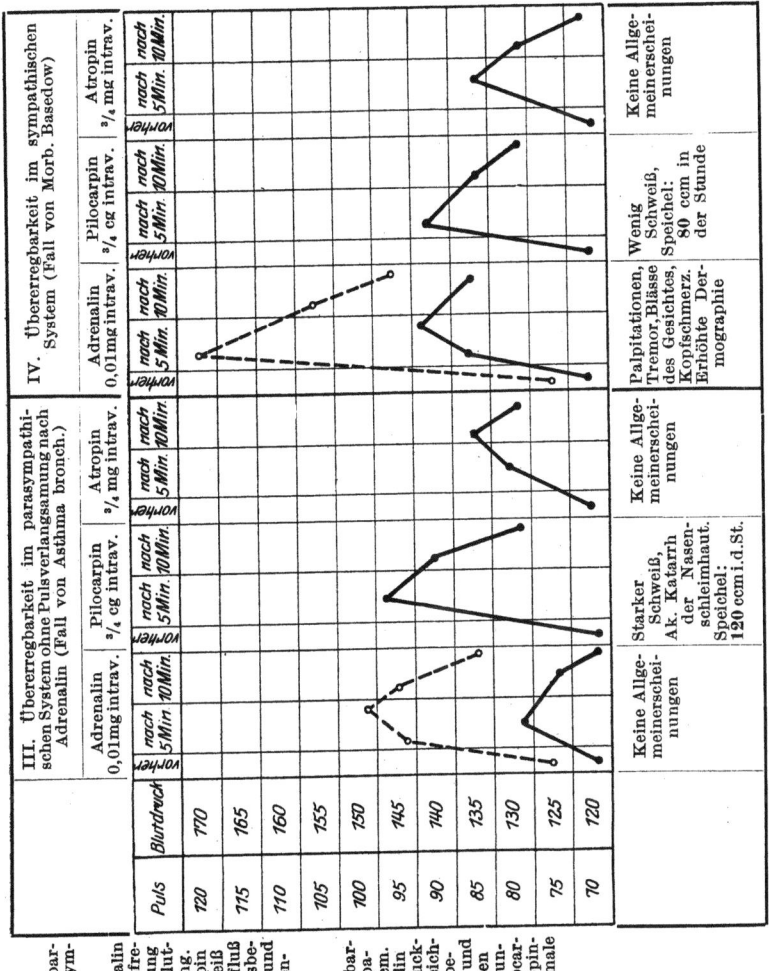

So sahen wir in der Erlanger Klinik in den meisten Fällen von Asthma bronchiale und in manchen Fällen von Ulcus ventriculi, von Supersekretion des Magens oder von ausgesprochener spastischer Obstipation nach Pilocarpinzufuhr eine ungewöhnlich starke Speichelsekretion.

Ganz ähnlich liegen die Verhältnisse für die Beurteilung des von EPPINGER und HESS aufgestellten Krankheitsbegriffes der „Sympathikotomie". Zwar wirkt das Adrenalin *nicht nur* auf bestimmte Teile, sondern stets auf *alle* Teile des sympathischen Systems. *Es gibt aber kein Krankheitsbild, bei welchem all die zahlreichen vom Grenzstrang des Sympathicus innervierten Funktionen gesteigert wären.* Wohl aber ist bald in diesem, bald in jenem Teilgebiete des sympathischen Systems der Tonus erhöht.

So kann ein Erregungszustand der sympathischen Nervi accelerantes Tachykardie mit Herzklopfen verursachen. Ein chronischer Reizzustand der vom Sympathicus kommenden Vasoconstrictoren der Hände wird zur hochgradigen Anämie (Leichenfinger), ja unter Umständen zum Absterben der Endphalangen (Raynaudsche Krankheit) führen. Beim Morbus Basedowii sind meist mehrere Teile des sympathischen Systems ergriffen: die weiten Pupillen, die Glotzaugen, die Herzbeschleunigung, die Schweiße sind wohl als Folgezustände eines erhöhten Tonus in Teilgebieten des Sympathicus anzusprechen. Andere Funktionen des Grenzstranges, wie solche durch die vasoconstrictorischen oder die pilomotorischen Nerven oder durch die Bahnen des Splanchnicus angeregt werden, sind bei dieser Krankheit meist nicht gesteigert.

Vielfach ist bei dem Basedowschen Symptomenkomplex und bei anderen Störungen der Vasomotoren oder der Eingeweidenerven, die mit dem hochklingenden Namen „Sympathikotonie" bezeichnet werden, eine auffällige Labilität des gesamten vegetativen Nervensystems festzustellen. Rasch auftretende Vasodilatationen im Gesicht und auf der Brust „fliegende Hitze") wechseln mit Blässe. Die Pupillen ändern rasch ihre Weite. Bald kommt es zum Schweißausbruch, bald zum Speichelfluß. Die Herztätigkeit wird von seelischen Vorgängen stark beeinflußt. Psychogenes Erbrechen und emotionelle Durchfälle oder Harndrang bei Aufregungen zeigen an, daß nicht allein der Sympathicus, daß vielmehr das *gesamte* vegetative Nervensystem ungewöhnlich stark unter dem Einfluß der Störungen steht und daß es in vielen Gebieten des vegetativen Nervensystems zu starken Tonusänderungen kommen kann.

Die Ergebnisse der pharmakologischen Prüfung des vegetativen Nervensystems geben uns also nicht genügend Anhaltspunkte dafür, um die von EPPINGER und HESS aufgestellten klinischen Begriffe der „Vagotonie" oder der „Sympathikotonie" aufrecht erhalten zu können. Die Tatsache, daß in manchen Fällen einzelne Teilgebiete des sympathischen oder des parasympathischen Systems sich im Zustand des erhöhten Tonus oder der erhöhten Reizbarkeit befinden, berechtigt uns nicht, von einem Überwiegen des Tonus in dem einen und von einem Nachlaß des Tonus in dem gesamten anderen Systeme, von einer dauernden Störung im Gleichgewicht der beiden Antagonisten zu sprechen.

Wenn uns aber auch die pharmakologischen Untersuchungsmethoden des vegetativen Nervensystems nicht den Schluß auf eine Hypertonie im gesamten sympathischen oder parasympathischen Systeme erlauben, so geben sie uns vielfach doch recht wichtige Anhaltspunkte für die Beurteilung eines Krankheitsbildes. Man wird deshalb auf die Prüfung des vegetativen Nervensystems durch Arzneimittel nicht verzichten dürfen.

Literatur[1]).

Herz.

ROMBERG: Krankheiten des Herzens und der Blutgefäße. IV. u. V. Aufl. 1925. — SAHLI: Lehrbuch der klinischen Untersuchungsmethoden. VI. Aufl., II. Bd., 2. Hälfte. 1920; Schweiz. med. Wochenschr. 1922, Nr. 11 u. 18. — A. HOFFMANN: Lehrbuch der funktionellen Diagnostik und Therapie der Erkrankungen des Herzens und der Gefäße. II. Aufl. 1920. — GEIGEL: Lehrbuch der Herzkrankheiten 1920. — MORITZ und DIETLEN: Münch. med. Wochenschr. 1908, Nr. 10 u. 14. — STAEHELIN: Korresp.-Blatt f. Schweiz. Ärzte 1911, Nr. 11. — KATZENSTEIN: Dtsch. med. Wochenschr. 1904, S. 807 u. 845. — E. WEBER: Einfluß psychischer Vorgänge auf den Körper. Berlin 1910. — F. A. HOFFMANN: Dtsch. med. Wochenschr. 1917, Nr. 48. — ZEHBE: Dtsch. med. Wochenschr. 1916, Nr. 11. — O. MÜLLER: Dtsch. med. Wochenschr. 1906, Nr. 38 u. 39; Verhandl. d. Kongr. f. inn. Med. Wiesbaden 1912, S. 427. — HEDIGER: Schweiz. med. Wochenschr. 1922, Nr. 43; Med. Klinik 1922, Nr. 17; Arch. f. klin. Med. Bd. 138. — CHRISTEN: Dynamische Pulsuntersuchungen. Leipzig 1914. — F. KRAUS: Dtsch. med. Wochenschr. 1905, Nr. 1. — WENCKEBACH: Verhandl. d. Kongr. f. inn. Med. 1914, S. 391. — ALBRECHT: Atmungsreaktion des Herzens. Jena 1910. — MOSLER und BURG: Klin. Wochenschr. 1925, Nr. 47, S. 2238. — Ärztlicher Fortbildungskurs in Bad Nauheim. Pfingsten 1925. — HERXHEIMER: Klin. Wochenschr. 1926, Nr. 17. — v. TORDAY, Wien. klin. Wochenschr. 1925, Nr. 34, S. 934. — BRUCKE: Münch. med. Wochenschr. 1926, Nr. 12, S. 484. — HEILBRONNER: Dtsch. med. Wochenschr. 1924, Nr. 18. — v. JAGIĆ: Herzkrankheiten bei Frauen. Berlin-Wien 1926.

Elektrokardiagramm.

WEBER, A.: Klin. Wochenschr. 1924, Nr. 23. — Die Elektrokardiographie, Berlin, Julius Springer 1926. — PETERSEN, OTTO V. C.: Hospitalid. Bd. 66, S. 21. 1923. — KLEWITZ: Dtsch. Arch. f. klin. Med. Bd. 129, S. 41. 1919. — HOFMANN, F. B.: Zeitschr. f. d. ges. exp. Med. Bd. 11, S. 156. 1920.

Magen.

KRAUS-BRUGSCH: Spez. Pathol. u. Therap. Bd. 5. — GAULTIER: Presse méd. 1923, S. 520. — GLAESSNER und WITTGENSTEIN: Arch. f. Verdauungskrankh. XXXIV, S. 303. — GROTE und STRAUSS: Arch. f. Verdauungskrankh. Bd. 28, S. 123. 1921. — GROTE: Dtsch. med. Wochenschr. 1921, Nr. 38. — HEYER: Arch. f. Verdauungskrankh. Bd. 27, S. 227. 1921 u. a. O. — JARNO: Arch.f. Verdauungskrankh. Bd. 27, S. 91. 1921. — KATSCH und KALK: Arch. f. Verdauungskrankh. Bd. 32, S. 201. — Klin. Wochenschr. 1925, S. 2190. — KUTTNER: in KRAUS-BRUGSCH, Spez. Pathol. u. Therap.

---

[1]) Es sind nur die wichtigsten Arbeiten erwähnt.

Bd. 5. — LANZ: Arch. f. Verdauungskrankh. Bd. 27. 1921. — MENDEL und ENGEL: Arch. f. Verdauungskrankh. XXXIV, S. 370. — MICHAELIS: Biochem. Zeitschr. Bd. 79, 103, 106, 109 und Dtsch. med. Wochenschr. 1921, Nr. 24 u. a. v. a. O. — REISS und SCHORER: Kongr. f. inn. Med. Bd. 34. Wiesbaden 1922. — SAHLI: Lehrb. d. klin. Untersuchungsmeth., 6. Aufl., 1 und 2. — SANDER: Zentralbl. f. inn. Med. 1924, Nr. 17. — VANDORTY: Klin. Wochenschr. 1922, S. 2231; 1923, S. 789. — VOLHARD: Zeitschr. f. klin. Med. Bd. 42 und 43, 1901 und Münch. med. Wochenschr. 1903, Nr. 50.

Darm.

ASSMANN: Die klinische Röntgendiagnostik der inneren Erkrankungen. Leipzig 1924. — BISCHOFF: Berl. klin. Wochenschr. 1918, S. 609. — BOAS: Diagnostik und Therapie der Magenkrankheiten, 8. u. 9. Aufl. 1925. — BOGENDÖRFER: Dtsch. Arch. f. klin. Med. Bd. 140, S. 257. 1922. — GANTER und VAN DER REIS: Dtsch. Arch. f. klin. Med. Bd. 137, S. 348. 1921. — GREGERSEN: Arch. f. Verdauungskrankh. Bd. 25, S. 169. 1919. — GROTE: Dtsch. med. Wochenschr. 1921, S. 1032. — ISAAC-KRIEGER: Med. Klinik 1922, Nr. 14. — KATSCH und v. FRIEDRICH: Klin. Wochenschr. 1922, S. 112. — VAN LEDDEN-HULSEBOSCH: Makro- und mikroskopische Diagnostik der menschlichen Exkremente. Berlin 1899. — MORAWITZ: Verhandl. d. Gesellsch. f. Verdauungs- u. Stoffwechselkrankh. 1926, S. 55. — VON NOORDEN: Adolf Schmidts Klinik der Darmkrankheiten. 2. Aufl. München und Wiesbaden 1921. — VON NOORDEN: Über Durchfalls- und Verstopfungskrankheiten. München und Wiesbaden 1922. — NOTHNAGEL: Beiträge zur Physiologie und Pathologie des Darmes. Berlin 1884. — VAN DER REIS: Handbuch der biol. Arbeitsmethoden von ABDERHALDEN. 2. Aufl., Abt. IV, 6/I 621; Klin. Wochenschr. 1922, S. 570, 887 u. 1565; 1924, S. 282. — Dtsch. med. Wochenschr. 1923, S. 312; Zeitschr. f. d. ges. exp. Med. Bd. 34, S. 385. 1923; B. 35, S. 296. 1923; Ergeb. d. inn. Med. u. Kinderheilk. Bd. 27, S. 77. 1925. — In BRUGSCH-SCHLITTENHELM: Klin. Laboratoriumstechnik. 2. Aufl., Bd. III. — VAN DER REIS und SCHEMBRA: Zeitschr. f. d. ges. exp. Med. Bd. 43, S. 94. 1924; Bd. 52, S. 74. 1926. — SAHLI: Lehrb. d. klin. Untersuchungsmeth. 6. Aufl., Bd. 1. 1920. — SEILER: Im Handb. d. inn. Med. von v. BERGMANN und STAEHELIN. III/2, S. 256, 2. Aufl. — A. SCHMIDT und LOHRISCH in KRAUS-BRUGSCH: Handb. d. spez. Pathol. u. Therapie inn. Krankh. Bd. 6, Tl. 2, S. 81. — AD. SCHMIDT und STRASBURGER: Die Faeces des Menschen im normalen und krankhaften Zustande. 4. Aufl. Berlin 1915. — STRASBURGER: Im Handb. d. inn. Med. von v. BERGMANN und STAEHELIN. III/2, S. 323, 2. Aufl. — SNAPPER: Arch. f. Verdauungskrankh. Bd. 25, S. 230. 1919. — STEPP: Münch. med. Wochenschr. 1918, S. 586; Zeitschr. f. klin. Med. Bd. 89. 1920.

Leber.

A. ADLER: Klin. Wochenschr. 1923; 1924, Nr. 22, Nr. 43; Zeitschr. f. d. ges. exp. Med. Bd. 46, S. 371. 1925; 38. Kongr. f. i. Med., S. 466. 1926. — A. ADLER und MEYER: Klin. Wochenschr. 1922, Nr. 50; 1923, Nr. 6. — A. ADLER und SACHS: Zeitschr. f. d. ges. exp. Med. Bd. 31, S. 370. 1923. —

E. ADLER und L. STRAUSS: Zeitschr. f. d. ges. exp. Med. Bd. 44, S. 1. 1924. — R. BAUER: Wien. Arch. f. inn. Med. Bd. 6, S. 9. 1923; Wien. klin. Wochenschr. 1926, Nr. 16; Klin. Wochenschr. 1926, Nr. 39. — H. BORCHARDT: Klin. Wochenschr. 1922, Nr. 20; 1923, Nr. 12. — ENGELMANN: Med. Klin. 1924, Nr. 10. — FALTA, HÖGLER und KNOBLOCH: Münch. med. Wochenschr. 1921, Nr. 39; Klin. Wochenschr. 1922, Nr. 27. — FALTISCHEK und KRASSO: Wien. klin. Wochenschr. 1926, Nr. 14 u. 23. — FRIGIJÉR: Klin. Wochenschr. 1923, Nr. 12. — GLASER: Med. Klinik 1922, Nr. 11 u. 15; Klin. Wochenschr. 1923, Nr. 34. — HATIÉGANU: Ann. de méd. Bd. 10. 1921; Ref. Kongreßzentralbl. f. inn. Med. Bd. 22, S. 290. 1922. — HERZFELD: Schweiz. med. Wochenschr. 1922, Nr. 23; Dtsch. Arch.f. klin. Med. Bd. 139, S. 306. 1922. — HERZFELD und HÄMMERLI: Schweiz. med. Wochenschr. 1924, Nr. 6. — HESSE und WÖRNER: Klin. Wochenschr. 1922, Nr. 23. — HESSE und HAVEMANN: Klin. Wochenschr. 1922, Nr. 42 u. 52. — HÉTÉNIY: Dtsch. med. Wochenschr. 1922, Nr. 13, 23 u. 36; Dtsch. Arch. f. klin. Med. Bd. 138, S. 193. 1922; Zeitschr. f. klin. Med. Bd. 95, S. 469. 1922. — HIJMANS V. D. BERGH: Der Gallenfarbstoff im Blut. Leipzig 1918. — HOHLWEG: Dtsch. Arch. f. klin. Med. Bd. 97, S. 443. 1909. — ISAAC: Ergebn. d. inn. Med. u. Kinderheilk. Bd. 27, S. 923. 1925. — JÜNGER: Dtsch. Arch. f. klin. Med. Bd. 149, S. 54. 1925. — KÄHLER: Med. Klinik 1925, Nr. 35. — KALK und SCHÖNDUBE: Münch. med. Wochenschr. 1926, Nr. 9. — KUNFI: Klin. Wochenschr. 1924, Nr. 39. — LEPEHNE: Die Leberfunktionsprüfung. Halle 1923; Neuere Methoden zur Prüfung der Leberfunktion, ABDERHALDENS Handbuch. Abt. IV, Tl. 6/II. 1925; Münch. med. Wochenschr. 1922, Nr. 10; Dtsch. med. Wochenschr. 1923, Nr. 20 u. 27; Klin. Wochenschr. 1922, Nr. 41. — MEULENGRACHT: Dtsch. Arch. f. klin. Med. Bd. 132, S. 285. 1920. — E. CH. MEYER: Dtsch. Arch. f. klin. Med. Bd. 147, S. 274 u. 283. 1925. — H. MÜLLER: Schweiz. med. Wochenschr. 1921, Nr. 36; 1922, Nr. 5; Klin. Wochenschr. 1924, Nr. 11. — NAUNYN: Grenzgeb. Bd. 31, S. 537. 1919. — NOAH: Zeitschr. f. klin. Med. Bd. 104, S. 150. 1926. — RAUE: Klin. Wochenschr. 1923, Nr. 16. — REIMANN, H. ADLER und EDEL: Med. Klinik 1926, Nr. 33. — REICHE: Med. Klinik 1926, Nr. 8. — RETZLAFF: Zeitschr. f. d. ges. exp. Med. Bd. 34, S. 133. 1923. — S M. ROSENTHAL: Journ. of pharmacol. a. exp. therap. Bd. 19, S. 385. 1922; Journ. of the Americ. med. assoc. Bd. 79, Nr. 26. 1922; Ref. Kongreßzentralbl. f. inn. Med. Bd. 27, S. 259. 1923. — F. ROSENTHAL und V. FALKENHAUSEN: Berl. klin. Wochenschr. 1921, Nr. 44; Klin. Wochenschr. 1922, Nr. 17; Arch. f. exp. Pathol. u. Pharmakol. Bd. 98, S. 321. 1923; Klin. Wochenschr. 1923, Nr. 24 u. 32. — SAXL und DONATH: Klin. Wochenschr. 1924, Nr. 3: Wien. klin. Wochenschr. 1924, Nr. 26. — SCHIFF und ELIASBERG: Monatsschr. f. Kinderheilk. Bd. 25, S. 563. 1923. — SIMON: Klin. Wochenschr. 1923, Nr. 11. — SOMMER: Arch. f. exp. Pathol. u. Pharmakol. Bd. 109, S. 50. 1925. — H. STRAUSS: Berl. klin. Wochenschr. 1898, Nr. 51; Dtsch. med. Wochenschr. 1901, Nr. 44—45; 1913, Nr. 37; Berl. klin. Wochenschr. 1913, Nr. 32. — STRISOWER: Wien. Arch. f. inn. Med. Bd. 3, S. 153. 1922. — WELTMANN und NEUMAYER: Med. Klinik 1925, Nr. 17. — WINTERNITZ: Klin. Wochenschr. 1926, Nr. 22. — WÖRNER und REISS: Dtsch. med. Wochenschr. 1914, Nr. 18. — WÖRNER: Klin. Wochenschr. 1923, Nr. 5.

Nieren.

VOLHARD, F.: Die doppelseitigen hämatogenen Nierenerkrankungen. Berlin: Julius Springer 1925. — STRAUSS, H.: Die Nephritiden. — MUNK, F.: Pathologie und Klinik der Nephrosen, Nephritiden und Schrumpfnieren. Berlin und Wien 1918. — SIEBECK, R.: Die Beurteilung und Behandlung der Nierenkranken. Tübingen: Mohr 1920. — UMBER, F.: Der heutige Standpunkt in der Pathologie und Therapie der Nierenkrankheiten. Dtsch. med. Wochenschr. 1923, Nr. 12—15. — SCHLAYER: Die heutigen Methoden zur Erkennung des Funktionszustandes der intern kranken Niere. Dtsch. med. Wochenschr. 1923, Nr. 4. — ROSENBERG, M.: Vergleichende Untersuchungen über Schlackenretention im Muskel und Blut Nierenkranker. Arch. f. exp. Pathol. u. Pharmakol. Bd. 87, 1920. — ROSENBERG, M.: Indikan und Kreatinin. Arch. f. exp. Pathol. u. Pharmakol. 1920, Bd. 87. — ROSENBERG, M.: Kritisches Sammelreferat über die Ambardsche Konstante. Dtsch. med. Wochenschr. 1924, Nr. 30. — ROSENBERG, M.: Über das Auftreten von Urorosein usw. Dtsch. med. Wochenschr. 1919, Nr. 38. — ROSENBERG, M.: Die Klinik der Nierenkrankheiten. Berlin: S. Karger 1927. — LUBLIN: Die Ambardsche Harnstoffkonstante. Biochem. Zeitschr. 1921, Bd. 125. — GUGGENHEIMER: Der hämorenale Index. Zeitschr. f. exp. Pathol. u. Therap. Bd. 21. 1920. — NYIRI, PRESSER und WEINTRAUB: Der klinische Wert der Ambardschen Funktionsprüfung. Zeitschr. f. Urol. Bd. 18. 1924. — BAAR, G.: Die Indikanämie. Berlin und Wien: Urban & Schwarzenberg 1922. — BECHER: Diazo- und Urachromeogenreaktion im Blutfiltrat bei Niereninsuffizienz usw. Dtsch. Arch. f. klin. Med. Bd. 148. 1925. — BECHER: Studien über Chromogene im Serum und Harn von Nierenkranken usw. ebenda. — BECHER und LITZNER: Über das Auftreten von freiem Phenol im Blut bei Niereninsuffizienz. Klin. Wochenschr. 5. Jahrg., Nr. 4. — LITZNER: Die Prognostik der Nierenkrankheiten. Zeitschr. f. klin. Med. Bd. 93. 1922. — MENDEL, E.: Die Blutharnsäure als Indikator der Nierenfunktion. Zeitschr. f. klin. Med. Bd. 99. 1924. — STEINITZ: Therapie der Gegenwart Bd. 10. 1922. — KRAUS, E.: Der Harnsäuregehalt des Blutes bei Erkrankungen der Niere. Dtsch. Arch. f. klin. Med. Bd. 138. 1922. — NYIRI: Über die Thiosulfatprobe. Klin. Wochenschr. 1923, Nr. 5. — STRAUB, H. und MEIER, KL.: Blutreaktion und Dyspnoe bei Nierenkranken. Dtsch. Arch. f. klin. Med. Bd. 138. 1922. — BECKMANN, K.: Eine Nierenfunktionsprüfung der Säure-Basen-Ausscheidung. Dtsch. Gesellsch. f. inn. Med., Wien 1923. — BECKMANN, K.: Über das Säure-Basengleichgewicht bei experimentellen Nierenveränderungen. Zeitschr. f. d. ges. exp. Med. Bd. 29. 1922. — POPESCU-INOTESTI: Nierenfunktionsprüfung durch Kombination von Alkalibelastung und Phenolsulfonphthaleinprobe. Zentralbl. f. inn. Med. 1923, Nr. 30. — REHN und GÜNZBURG: Funktionelle Nierendiagnostik mit körpereignen Substanzen. Klin. Wochenschr. 1923, Nr. 1. — ZONDEK: PETOW und SIEBERT: Zur Funktionsprüfung der Niere. Klin. Wochenschr. 1922, Nr. 44. — VEIL, W. H.: Über die Bedeutung intermediärer Veränderungen im Chlorstoffwechsel beim Normalen und Nierenkranken. Biochem. Zeitschr. Bd. 91. 1918.

Pankreas.

GLAESSNER: Fortschritte auf dem Gebiete der Pankreaserkrankungen. Fortschr. d. dtsch. Klinik 1912; Pankreasstörungen bei Dysenterie. Wien. klin. Wochenschr. 1918. — HERRNHEISER: Med. Klin. Bd. 18, S. 233. 1922. — PRÖSCHEL: Fortschr. a. d. Geb. d. Röntgenstr. Bd. 27, S. 425. 1920. — BRUME GROENEWELDT: Nederlandsch maandschr. v. geneesk. Bd. 9, S. 672. 1920. — TURNER: Brit. journ. of surg. Bd. 7; Bd. 27, S. 1394. 1920. — LOMBROSO: Ann. clin. med. Bd. 11, S. 109. 1921. — LABBÉ, MARCHEL: Ann. de med. Bd. 8, S. 101. 1920. — ISAAC-KRIEGER: Arch. f. Verdauungskrankh. Bd. 26, S. 351. 1920; Med. Klin. Bd. 18, S. 431. 1922. — WALLIS-MACKENZIE: Brit. med. Journ. Bd. 3012, S. 415. 1921. — JUTTER: Dtsch. Arch. f. klin. Med. Bd. 132, H. 1/2, S. 121. 1920. — GROSS: Virchows Arch. f. pathol. Anat. u. Physiol. Bd. 229, S. 90. 1920. — MAUBAN und CARNOT: Compt. rend.des séances de la soc. de biol. Bd. 83, S. 130. 1920 u. Bd. 84, S. 341. 1921. — KATSCH-FRIEDRICH: Klin. Wochenschr. Bd. 1, S. 112. 1922. — PAULESCO: Cpt. rend. des séances de la soc. de biol. Bd. 83 u. Bd. 14, S. 562. 1920. — JENSEN und CARLSON: Americ. journ. of physiol. Bd. 51, S. 423. 1920. — WALLIS: MC KENZIE, Quart journ. of med. Bd. 14, S. 57. 1920. — BERNHARD: Dtsch. Zeitschr. f. Chir. Bd. 198, S. 351. 1926.

Endokrine Erkrankungen.

ADLERSBERG und PORGES: Dtsch. med. Wochenschr. 1926, S. 653. — ALLEN-DOISY: An Ovarian Hormon. Journ. of the Americ. med. assoc. Bd. 81. 1923. — BANG, J.: Methoden zur Mikrobestimmung einiger Blutbestandteile. Wiesbaden 1916. — BAUER: Zur Funktionsprüfung des veget. Nervensystems. Dtsch. Arch. f. klin. Med. Bd. 107, S. 39. 1912. — BENEDICT, F. G.: Ein Universalrespirationsapparat. Dtsch. Arch. f. klin. Med. Bd. 107. 1912. — BENEDICT, F. G.: Publ. Carnegie Inst. Washington Nr. 279. — BENEDICT, F. G. und HARRIS: Publ. Carnegie Inst. Washington 1919, Nr. 279, S. 253. — BENEDICT, F. G. und HARRIS: The Tables of normal metabolic rates. Kopenhagen: J. H. Schultz. — BENEDICT, F. G. und MYERS: Americ. journ. of physiol. Bd. 18, S. 397. 1907. — BENEDICT, F. G. und TALBOT: Metabolism and growth from birth to Puberty. Publ. Carnegie Inst. Nr. 302. — BERNHARDT, H.: Zeitschr. f. klin. Med. Bd. 99, H. 1/3. 1923. — BERNHARDT, H.: Biochem. Zeitschr. Bd. 136. 1923. — BERNHARDT, H.: Zeitschr. f. klin. Med. Bd. 100, S. 735. 1924. — BERNHARDT, H.: Zeitschr. f. klin. Med. Bd. 104, S. 776. 1926. — BERTRAND: Bull. de la soc. chem. de Paris (3) Bd. 35, S. 1285. 1906. — BOCK: Arch. of internal med. Bd. 27, S. 83. 1921. — CHITTENDEN, H.: Physiol. economy in nutrition with especial reference to the minimal proteid requirement of the healthy man. An experimental study. New York 1904. — CHITTENDEN, H.: The nutrition of man. New York 1907. — CSÉPAI, K.: Vortrag im ungarischen Ärzteverein am 5. II. 1921; Dtsch. med. Wochenschr. 1921, S. 33; Klin. Wochenschr. 1923, S. 2170; Wien. Arch. f. inn. Med. 1925, H. 10. — CUSHING: Boston med. a. surg. journ. Bd. 168, S. 901. — DETERMANN: Münch. med. Wochenschr. 1907, Nr. 23. — DRESEL, K.: Zeitschr. f. exp. Pathol. u. Therapie Bd. 22. 1921. — EPPINGER und HESS: Zur Pathologie des visceralen Nervensystems. Zeitschr. f. klin. Med. 1909, Bd. 67, 68, 69. — EPPINGER und HESS: v. NOORDENS Sammlung klinischer Abhandlungen 9/10. Berlin 1910. — FOLIN: Hoppe-Seylers Zeitschr. f. physiol. Chem. Bd. 41, S. 223. 1904. — FOLIN: Journ. of biol. chem. Bd. 54, S. 135. 1922. — FRANK: Berl. klin. Wochenschr. 1910, S. 1257; 1912, S. 393; 1916, S. 437. — GEPPERT, J. und ZUNTZ, N.: Pflügers Arch. f. d. ges. Physiol. Bd. 42, S. 189. 1888. — GIGON, A.: Pflügers Arch. f. d. ges. Physiol. Bd. 140. 1911. — GRAFE, E.: Ergebn. d. Physiol. Bd. 21. 1923. (Ascher-Spiro) II. Abt. — GRIESBACH, W.: Eine klinisch brauchbare Methode der Blutmengenbestimmung. Dtsch. med. Wochenschr. 1921, S. 1289. — HAGEDORN und JENSEN: Biochem. Zeitschr. Bd. 135, S. 46. 1923. — HALDANE und SMITH: Journ. of physiol. Bd. 25, S. 331. 1899. — HASSELBALCH: Biochem. Zeitschr. Bd. 78. 1916. — HENRIQUES und SÖRENSEN, S. P. L.: Zeitschr. f. physiol. Chem. Bd. 63 und 64. — HESS: Münch. med. Wochenschr. 1907, Nr. 32 und 45. — HINDHEDE, M.: Studien über Eiweißminimum. Dtsch. Arch. f. klin. Med. Bd. 111, S. 366. 1913. — HIRSCH und BECK: Dtsch. Arch. f. klin. Med. Bd. 69. 1900. — HIRSCH und BECK: Münch. med. Wochenschr. Bd. 49. 1900. — HORNIG: Zur Funktionsprüfung des vegetat. Nervensystems. Zeitschr. f. klin. Med. Bd. 98. — HÜFNER: Zeitschr. f. physiol. Chem. Bd. 1, S. 350. — JACKSCH: Zeitschr. f. klin. Med. Bd. 47, S. 50. — JANSEN: Untersuchung über Stickstoffbilanz bei calorienarmer Ernährung. Dtsch. Arch. f. klin. Med. Bd. 124. 1918. — KEITH, GERAGHTY und ROWNTREE: Arch. of internal med. Bd. 16, S. 547. 1915. — KJELDAHL: Zeitschr. f. analyt. Chem. Bd. 22, S. 366. 1883. — KLEIN und STEUBER, M.: Die gasanalytische Methodik des dynamischen Stoffwechsels. Leipzig: Thieme 1925. — KNOP: Chem. Zentralbl. 1860, S. 244 und 1870, S. 132 und 294. — KORAEN, G.: Skandinav. Arch. f. Physiol. Bd. 11. 1901. — KOWARSKY: Prakticum der klin., chem. mikroskop. und bakteriol. Untersuchungsmethoden. Urban & Schwarzenberg 1923. — KRAUS und NIKOLAI: Elektrokardiogramm des gesunden und kranken Menschen. Leipzig: Veit & Co. 1910. — KROGH, A.: Wien. klin. Wochenschr. 1922, S. 290. — KRÜGER-REICH: Hoppe-Seylers Zeitschr. f. physiol. Chem. Bd. 39. 1903. — KRÜGER-SCHMID: Hoppe-Seylers Zeitschr. f. physiol. Chem. Bd. 45, S. 1. 1905. — LATASTE: Cpt. rend des séances de la soc. de biol. 1892/93. — LEITES: Biochem. Zeitschr. Bd. 150. 1924. — LIEBESNY, P.: Klin. Wochenschr. 1925, S. 156. — LOEWE: Klin. Wochenschr. 1925, Nr. 29. — LOEWY und RICHTER: Zentralbl. f. Physiol. 1902. — LOOFS: Dtsch. Arch. f. klin. Med. Bd. 103, S. 563. 1911. — MAGNUS-LEVY, A. und FALK, E.: Arch. f. Anat. u. Physiol. 1899, physiol. Abt. Suppl. S. 314. — MALFATTI: Zeitschr. f. analyt. Chem. Bd. 47, S. 273. 1908. — MICHAELIS: Biochem. Zeitschr. Bd. 59. 1914. — NEUBAUER: Ann. d. Chem. u. Pharmakol. Bd. 119. 1861. — PFAUNDLER: Zeitschr. f. physiol. Chem. Bd. 30. 1900. — PINCUSSEN: Mikromethodik. 3. Aufl. Thieme, Leipzig 1925. — PLAUT, R.: Dtsch. Arch. f. klin. Med. Bd. 139, H. 5/6 u. Bd. 142, H. 5/6. — PRÉVEL: Les États d'Obésité et de Maigreur. Presse méd. 1922, S. 688. — REGNAULT und REISET, J.: Ann. d. chem. et de physiol. Bd. 26, S. 299. 1849. — REGNAULT und REISET, J.: Recherches chem. sur la respiration des animaux des diverses classes. Paris 1849. — REISS, E.: Refraktometrische Blutuntersuchung. Ergebn. d.

inn. Med. u. Kinderheilk. Bd. 10. 1913. — ROGER und BINET: Société de biol. 28. Jan. 1922, S. 203. — ROGER und BINET: Presse méd. 1. April 1922 und 5. Oktober 1921. — SCHWENKENBECHER: Dtsch. Arch. f. klin. Med. Bd. 79, S. 29. 1904. — SEYDERHELM und LAMPE: Zeitschr. f. d. ges. exp. Med. Bd. 30, S. 410. 1922 und Bd. 35, S. 177. 1923. — SHAFFER: Americ. journ. of physiol. Bd. 23. 1908. — VAN SLYKE, ZACHARIAS und CULLEN: Dtsch. med. Wochenschr. 1914, S. 1219. — SOLLGRUBER: Klin. Wochenschr. 1924, S. 2131 (Ref.). — SÖRRENSEN: Biochem. Zeitschr. Bd. 7 und 21. — STRAUSS: Die Nephritiden. 3. Aufl. Wien 1920. — TACHAU, P.: Dtsch. Arch. f. klin. Med. Bd. 107, S. 305. 1912. — TALBOT: Monatsschr. f. Kinderheilk. Bd. 27, H. 5. 1924. — TOMASZEWSKI: Dtsch. Arch. f. klin. Med. Bd. 124, S. 394. 1918. — VOLHARD: Die doppelseitigen hämatogenen Nierenerkrankungen (Brightsche Krankheit). Berlin 1918. — VOLLMER: Dtsch. med. Wochenschr. 1924 und Klin. Wochenschr. 1923. — WEINTRAUD: Arch. f. exp. Pathol. u. Pharmakol. Bd. 31. 1893. — WEISS, E.: Dtsch. Arch. f. klin. Med. Bd. 119, S. 1. — WENTGES: Zur pharmakologischen Prüfung des vegetativen Nervensystems. Dtsch. Arch. f. klin. Med. Bd. 113. 1914. — WILBRAND: Biochem. Zeitschr. Bd. 118. 1921. — YOSHIDA: Biochem. Zeitschr. Bd. 23. 1909. — ZONDEK, B. und ASCHHEIM: Arch. f. Gynäkol. Bd. 127, S. 250. 1925. — ZONDEK, H.: Die Krankheiten der endokrinen Drüsen. II. Aufl. Berlin: Springer 1926. — ZONDEK, H.: Das Myxödemherz. Münch. med. Wochenschr. 1913, Nr. 25. — ZONDEK, H.: Dtsch. med. Wochenschr. 1925, Nr. 31. — ZONDEK, H. und BEHRENDT, F.: Zeitschr. f. klin. Med. Bd. 103, S. 373. 1926. — ZONDEK, H. und KOEHLER, G.: Klin. Wochenschr. 1926.

Sammelwerke: ABDERHALDEN: Lehrbuch der physiologischen Chemie. Bd. II. 5. Aufl. — BORUTTAU-MANN: Handbuch der ges. med. Anwendung der Elektrizität. — BRUGSCH, TH. und SCHITTENHELM, A.: Lehrbuch klinischer Diagnostik und Untersuchungsmethodik. — HAMMARSTEN, O.: Lehrbuch der physiol. Chemie. Wiesbaden. — NEUBAUER-HUPPERT: Analyse des Harnes. 11. Aufl. Verlag von Kreidel: Wiesbaden 1910. — NEUBERG, C.: Der Harn. 2 Bände. Berlin 1911. — NOORDEN, C. V.: Handbuch der Pathologie des Stoffwechsels. 2. Aufl. Verlag von August Hirschwald 1906. — SAHLI, H.: Lehrbuch der klin. Untersuchungsmethoden 1920. — UMBER, F.: Ernährung und Stoffwechselkrankheiten. 3. Aufl. Urban & Schwarzenberg 1925.

Vegetatives Nervensystem.

PLATZ: Über die Wirkung des Adrenalins. Zeitschr. f. d. ges. Med. Bd. 30, H. 1—6. — PLATZ: Über die Wirkung des Atropins auf Puls und Blutdruck. Zeitschr. f. d. ges. Med. Bd. 28, H. 1—4. — PLATZ: Über die Wirkung des Pilocarpins. Zeitschr. f. d. ges. Med. Bd. 30, H. 1—6; daselbst auch weitere Literaturangaben.

Verlag von Julius Springer in Berlin W 9

Fachbücher für Ärzte

Herausgegeben von der
Schriftleitung der Klinischen Wochenschrift

Band I: M. Lewandowskys Praktische Neurologie für Ärzte. Vierte, verbesserte Auflage von Dr. R. Hirschfeld in Berlin. Mit 21 Abbildungen. XVI, 396 Seiten. 1923. Gebunden RM 12.—

Band II: Praktische Unfall- und Invalidenbegutachtung bei sozialer und privater Versicherung, Militärversorgung und Haftpflichtfällen. Für Ärzte und Studierende. Von Dr. med. Paul Horn, Privatdozent für Versicherungsmedizin an der Universität Bonn. Zweite, umgearbeitete und erweiterte Auflage. X, 280 Seiten. 1922. Gebunden RM 10.—

Band III: Psychiatrie für Ärzte. Von Dr. Hans W. Gruhle, a. o. Professor der Universität Heidelberg. Zweite, vermehrte und verbesserte Auflage. Mit 23 Textabbildungen. VI, 304 Seiten. 1922. Gebunden RM 7.—

Band IV: Praktische Ohrenheilkunde für Ärzte. Von A. Jansen und F. Kobrak in Berlin. Mit 104 Textabbildungen. XII, 362 Seiten. 1918. Gebunden RM 8.40

Band V: Praktisches Lehrbuch der Tuberkulose. Von Prof. Dr. G. Deycke, Hauptarzt der Inneren Abteilung und Direktor des Allgemeinen Krankenhauses in Lübeck. Zweite Auflage. Mit 2 Textabbildungen. VI, 802 Seiten. 1922. Gebunden RM 7.—

Band VI: Infektionskrankheiten. Von Prof. Georg Jürgens in Berlin. Mit 112 Kurven. VI, 341 Seiten. 1920. Gebunden RM 7.40

Band VII: Orthopädie des praktischen Arztes. Von Prof. Dr. August Blencke, Facharzt für Orthopädische Chirurgie in Magdeburg. Mit 101 Textbildungen. X, 289 Seiten. 1921. Gebunden RM 6.70

Band VIII: Die Praxis der Nierenkrankheiten. Von Prof. Dr. L. Lichtwitz, ärztlicher Direktor am Städtischen Krankenhaus Altona. Zweite, neubearbeitete Auflage. Mit 4 Textabbildungen und 85 Kurven. VIII, 815 Seiten. 1925. Gebunden RM 15.—

Band IX: Die Syphilis. Kurzes Lehrbuch der gesamten Syphilis mit besonderer Berücksichtigung der inneren Organe. Unter Mitarbeit von Fachgelehrten herausgegeben von E. Meirowsky in Köln und Felix Pinkus in Berlin. Mit einem Schlußwort von A. v. Wassermann. Mit 79 zum Teil farbigen Abbildungen. VIII, 572 Seiten. 1923. Gebunden RM 27.—

Band X: Die Krankheiten des Magens und Darmes. Von Dr. Knud Faber, o. Professor an der Universität Kopenhagen. Aus dem Dänischen übersetzt von Professor Dr. H. Scholz in Königsberg i. Pr. Mit 70 Abbildungen. V, 284 Seiten. 1924. Gebunden RM 15.—

Band XI: Blutkrankheiten. Eine Darstellung für die Praxis. Von Prof. Dr. Georg Rosenow, Oberarzt an der Medizinischen Universitätsklinik Königsberg i. Pr. Mit 48 zum Teil farbigen Abbildungen. VIII, 260 Seiten. 1925. Gebunden RM 27.—

Band XII: Hautkrankheiten. Von Dr. Georg Alexander Rost, o. Professor der Dermatologie und Direktor der Universitätshautklinik in Freiburg i. Br. Mit 104 zum großen Teil farbigen Abbildungen. X, 406 Seiten. 1926. Gebunden RM 30.—

Die Bezieher der „Klinischen Wochenschrift" erhalten die Fachbücher für Ärzte mit einem Nachlaß von 10%.

Verlag von Julius Springer in Berlin W 9

Die Elektrokardiographie und andere graphische Methoden in der Kreislaufdiagnostik. Von Dr. **Arthur Weber,** a. o. Professor an der Universität Gießen, Leiter der Medizinischen Abteilung des Balneologischen Instituts zu Bad Nauheim. Mit 139 Abbildungen. XII, 208 Seiten. 1926. RM 18.—

Die Hypertoniekrankheiten. Von Dr. **Eskil Kylin,** Direktor des Militärkrankenhauses, zugleich der Inneren Abteilung des Bezirkskrankenhauses in Eksjö, Schweden. Mit 22 Abbildungen. VIII, 168 Seiten. 1926. RM 8.40

Vorlesungen über die Zuckerkrankheit. Von Dr. **A. A. Hijmans van den Bergh,** Professor an der Universität Utrecht. Unter Mitwirkung von Dr. **A. Siegenbeek van Heukelom.** Mit einem pathologisch-anatomischen Kapitel von Dr. **R. de Josselin de Jong,** Professor an der Universität Utrecht. Ins Deutsche übertragen von Dr. A. Haehner. Mit 26 Abbildungen. VIII, 226 Seiten. 1926.
RM 15.—; gebunden RM 16.80

Die Zuckerkrankheit und ihre Behandlung. Von Dr. **C. von Noorden,** Geh. Medizinalrat, Professor an der Universität Frankfurt a. M., und Dr. **S. Isaac,** Professor an der Universität Frankfurt a. M. Achte Auflage. Mit 30 Abbildungen. XI, 627 Seiten. 1927.
RM 46.—; gebunden RM 49.50

Die Krankheiten der endokrinen Drüsen. Ein Lehrbuch für Studierende und Ärzte von Dr. **Hermann Zondek,** a. o. Professor an der Universität Berlin, Direktor der Inneren Abteilung des Krankenhauses am Urban. Zweite, vermehrte und verbesserte Auflage. Mit 220 Abbildungen. IX, 421 Seiten. 1926. RM 37.50; gebunden RM 39.30

Die innere Sekretion. Eine Einführung für Studierende und Ärzte. Von Dr. **Arthur Weil,** ehem. Privatdozent der Physiologie an der Universität Halle, Arzt am Institut für Sexualwissenschaft, Berlin. Dritte, verbesserte Auflage. Mit 45 Textabbildungen. VI, 150 Seiten. 1923. RM 5.—; gebunden RM 6.—

Vorlesungen über innere Medizin. Von Professor Dr. **E. Magnus-Alsleben;** Vorstand der Medizin. Poliklinik der Universität Würzburg. Vierte, umgearbeitete und wesentlich erweiterte Auflage der Vorlesungen über klinische Propädeutik. Mit 16 zum Teil farbigen Abbildungen. VI, 468 Seiten. 1926.
RM 13.50; gebunden RM 15.—

Klinische Wochenschrift. Organ der Gesellschaft Deutscher Naturforscher und Ärzte. Schriftleitung: **C. von Noorden, A. Gottstein, V. Salle, P. Jungmann.** Fachbeiräte: O. Bumke, M. Dietlen, R. Doerr, W. Heubner, W. Hueck, J. Jadassohn, R. Th. v. Jaschke, W. Lange, K. Ludloff, M. v. Pfaundler, C. Posner, V. Schmieden, K. Wessely. Erscheint wöchentlich einmal. Preis vierteljährlich RM 7.50
Preis des Einzelheftes RM 0.90

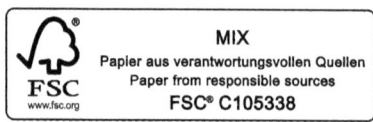

If you have any concerns about our products,
you can contact us on
ProductSafety@springernature.com

In case Publisher is established outside the EU,
the EU authorized representative is:
**Springer Nature Customer Service Center GmbH
Europaplatz 3, 69115 Heidelberg, Germany**

Printed by Libri Plureos GmbH
in Hamburg, Germany